医師が教える
気象病予防

その症状は天気のせいかもしれません

福永篤志 医師／気象予報士

医道の日本社
Ido・No・Nippon・Sha

はじめに

本書は、天気予報から得られる情報をもとに、病気を予防するための方法について解説した実用書です。

私の本職は、脳神経外科の専門医です。同時に、気象予報士でもあります。なぜ医師である私が気象予報士となったのか、その経緯は本書の中でお話ししていますが、昔から天気と病気とは、密接な関係があると言われてきました。

腰痛や神経痛のある方は、天気の悪い日に、それらの症状が悪化したという経験はありませんか？　あるいは、秋になって寒くなってくると、ぜんそく発作を起こしやすいということはないでしょうか。

これらの症状が、なぜ天気や季節によって、悪化したり引き起こされたりするかというと、ちゃんと理由があります。たとえば、ぜんそく発作の場合、乾燥した寒い空気が気管支を刺激することや、夏に発生したダニの死骸が、秋にハウスダストと化し、それがアレルゲンとなることなどが考えられます。

同じように、脳卒中や心臓病といった生命を脅かす病気も気象と大きな関わりを持っています。脳卒中や心臓病の予防には、高血圧、糖尿病、脂質異常症などといった生活習慣病の予防が大事であることはよく知られていますが、気象も関係しているとなると、「気象の側面から考えた予防法」も大切であると言えるでしょう。

気象とこれらの病気との間の関係性については、医学的な研究が数多く行われており、その論文もたくさん発表されています。

このような医学論文は、通常、医者や科学者によって書かれた論文原稿が、複数の審査員に審査され、内容的に優れているとして選ばれ、医学・科学雑誌に掲載されたものです。ですから、論文の内容は「科学的事実」と「科学的根拠」に基づいていて、信用性の高いものと言えます。

病気やその予防法についての情報は、多くの方が関心を持っていることと思います。

外来の診察を受けにくる患者さんから、

「最近、この健康法がいいって家族から聞いたんですけど」

「知り合いが、これはいいよと勧めていたけれども、どうですか?」

といった話をしばしば耳にします。しかし、このような伝聞やうわさをそのまま鵜呑《うの》みにすると、危険な目に遭うことがあります。やはり、健康に関わることは、おおもとの根拠ができる限りはっきりとした、信用性の高い「医学論文」を参考にすべきだろうと私は思っています。


とは言っても、「論文」と聞くと、とても専門的な学問の分野で、難しくてわかりづらいという抵抗感を持たれるかもしれません。

しかし、そこはご安心ください。

本書は、私が論文の内容の要点をしぼって、なるべくわかりやすくお伝えしようと心がけて書いています。また、医学的な内容に加え、気象予報士としての専門的な知識を活かした解説も織り交ぜて紹介いたします。

医学と気象学という、2つの専門的な知識をもとにして、「気象病の具体的な予防法」をみなさんにお伝えしようとするのが、この本の趣旨となっています。

本論に進む前に、本書の構成について、簡単に触れておきましょう。

第1部は、まず導入として、「気象病とは何か」ということについて解説していきます。知っておきたい気象用語もいくつかピックアップしています。天気を知ることが、気象病予防のキホンとなります。

第2部は、気象病の中でも、私が専門とする「脳卒中」と、脳卒中と多くの共通点がある「心臓病」について詳しく取り上げます。この2つは、命に直結する病気です。だからこそ、発症させないこと、つまり予防が大切です。

そして第3部では、片頭痛からアレルギーまで、さまざまな気象病について紹介します。日常において身近な症状や、天気とは関係なさそうな病気も、実は、天気と関係している可能性が高いということを、おわかりいただけると思います。

それでは、この本がみなさんの今後の健康管理に貢献できることを期待して、本論へと進みましょう。

福永 篤志

第2部　明日の天気が命とり!?

脳卒中と心臓病

第3部 あの身近な症状も！まだまだある気象病

※カバー・表紙・大扉のタイトル部分は、
気象庁ホームページ（http://www.jma.go.jp/jp/g3/）の天気図を加工して作成

第1部

天気を知って病気を防ごう

気象病のキホン

1 体は天気の影響を受けている！

その日の体調は天気で変わる

私たちの普段の生活は、その日の「天気」の影響を受けて変わります。

たとえば、雨だと、野球やテニスなどの屋外スポーツは通常中止になりますし、ディズニーリゾートやUSJなどのテーマパークでは楽しみが半減しますよね。逆に、すがすがしくて穏やかで、真っ青な晴天であれば、気分も絶好調で、きっと楽しい一日を過ごせることでしょう。

また、空模様だけでなく、気温の影響もあります。寒いと外出する気もなくなってしまいますが、ポカポカ陽気であれば、ちょっとした散歩でも楽しくなりますね。

このように私たちは、一日一日、天気の影響を受けながら生活しているのですが、体調もまたしかりです。

その最大の理由は、人間が恒温動物《こうおんどうぶつ》だからです。

私たち人間は、体内酵素の働きを維持するために、体温を一定に保たなければなりません。気温が激しく変動しても、主に自律神経系を駆使して、体温を一定に保とうとするのです。寒いときには末梢血管を収縮させて、温かい血液を体の中心へと集めようとしますし、暑いときには汗をかいて、その気化熱を利用することで体から熱を奪わせ、体温を下げようとするのです。

また、気温だけでなく、気圧などの変動にも体は恒常性を保とうとして反応します。たとえば気圧が下がると、耳の奥のほうにある「内耳《ないじ》」の圧センサーが作動し、交感神経を刺激します。交感神経を活性化させることで、体内環境を整えようと何らかの防御反応が働くのでしょう。ノルアドレナリンなどの神経伝達物質が放出され、血管が収縮して痛覚受容器の活動が亢進《こうしん》し、痛みに敏感になると考えられています。

ですから腰痛やリウマチ、神経痛などが、低気圧がよく通過する梅雨の時期に起こりやすいのは、そのためだと考えられます。気圧が下がると痛みが増強することは、ラットによる動物実験でも証明されています（*1、2）。

このように、体調は天気で変化するのです。

さらに、近年は、地球温暖化による異常気象が専門家に指摘されています。関東での大雪、ゲリラ豪雨、記録的な猛暑などは、いずれも地球温暖化と密接な関係があるとも言われています。

地球温暖化によって起こされる異常気象は、次のようなメカニズムになっています。気温が上昇すると、地球上には熱がこもるようになります。熱を含んだ大気は、周囲の空気よりも軽いので、上昇します。すると上昇気流が発生しますが、上昇気流は上空の冷たい大気とぶつかって冷やされると、熱が奪われて雨となり、ときには雪となって地面に落下します。

このような一連の現象が、地球の温度上昇により、より激しく、より速く、そして、より広範囲に起こるようになってしまったというわけです。

地球上で暮らす私たち人類としては、温室効果ガスの削減を目指して、地球温暖化を食い止める努力を続けていかなければなりません。しかし、世界人口の増加や産業の発展などに伴う地球温暖化は、どうしても避けられない事態なのかもしれません。

そうであるならば、そのような地球温暖化と共存していくこと、つまり地球温暖化に

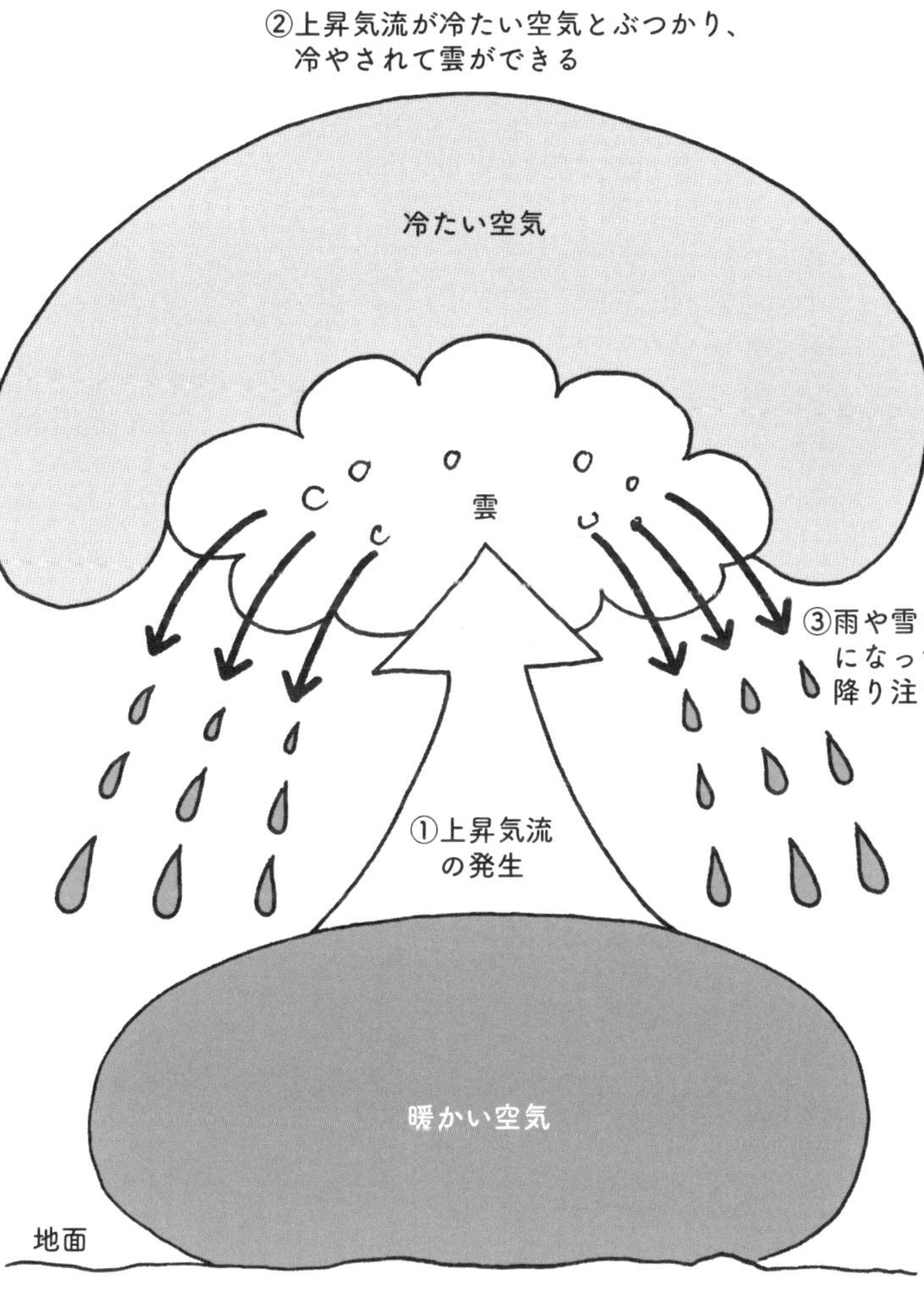
③雨や雪など
になって、
降り注ぐ

異常気象は、①から③の現象が、より激しく、より速く、より広範囲に起こる。

伴う異常気象に順応していくという道も、必要なのではないかと思っています。

たしかに、日本はだんだん亜熱帯化してきていると言われています。一方で、四季の区別がはっきりしなくなってきたような気もします。夏から突然冬がやってきたとか、寒い日が続くと思っていたら、突然夏のように暑くなったということが、最近増えてきたと思いませんか。

異常気象も含めて、このような大規模な気候変化が、私たちの生活環境に影響を及ぼし、さらには、体調にも影響を及ぼしているのだろうと、私は考えています。

しかし、私たち人間には、知恵があります。科学技術があります。地球温暖化の進行を食い止めることがなかなかできなくても、地球規模の気象変化を、より早く、より正確に、よりピンポイントに予報できるようになりました。すなわち、「天気予報」さえ見ておけば、自分が今いる場所の今日明日の気象変化を、リアルタイムに知ることができるのです。

そして、その気象情報をもとに、これからお伝えする「気象病」の予防法を実践すれば、きっとみなさんは異常気象にも順応し、健康を維持することができるでしょう！

「気象病」って何？

最近、「気象病」という言葉をよく耳にするようになりました。

実は、この言葉は広辞苑にも掲載されていて、そこでは、

〔気象病……気象の変化と関係があると考えられる種々の病症の総称〕

と定義されています。日本には四季がありますので、季節特有の病気を「季節病」と呼ぶこともあります。

しかし近年は地球温暖化に伴い、季節感がはっきりしなくなってきましたし、そもそも季節ごとに気象変化を伴うのが通常なので、季節病も気象病に含まれると考えてもよいでしょう。

気象病の具体例としては、気管支ぜんそく、心臓病（心筋梗塞、狭心症など）、脳卒中（脳梗塞、脳出血、くも膜下出血などの突然発症する脳血管障害の総称）、尿路結石、腰痛・関節痛、リウマチ、花粉症、インフルエンザ、熱中症、食中毒、寒暖差アレルギー、片頭痛、虫垂炎（盲腸）といった、さまざまな病気が挙げられます。白内障や皮膚がんも、オゾン層という、地球規模の気象変化をもたらす大気層が関係していますので、気象病（類似疾

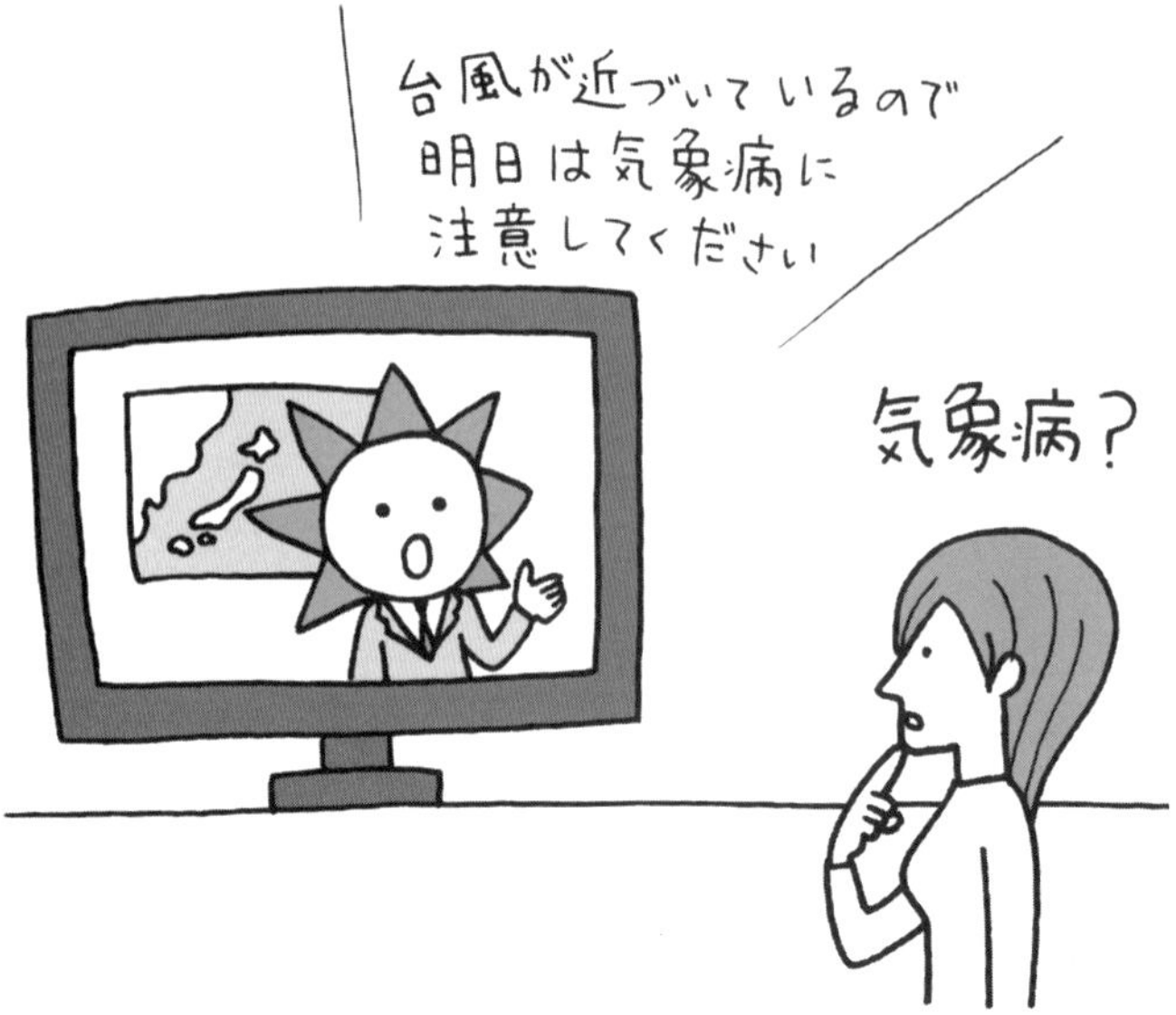
台風が近づいているので
明日は気象病に
注意してください
気象病？

患）と言ってもよいかもしれません。

では、気象病という言葉はいつ頃から使われ始めたのでしょうか。

1955年、フランスのパリで、第1回国際生気象学会が開催されました。日本では、1962年12月に日本生気象学会が発足しています。

この「生気象学《せいきしょうがく》」とは、あまり聞き慣れない言葉ですが、「大気の物理的、化学的環境条件が直接、あるいは間接的に生体に及ぼす影響を研究する学問」というように定義されています。簡単に言えば、気象変化が生体にどのような影響を及ぼすのか、ということです。とすれば、生気象学は、まさに気象病を研究する学問ということになるでしょう。以後、現在までの50年以上にわたり、わが国では生気象学に関するさまざまな研究発表がなされ、気象変化に関連した病気について、活発な議論が行われてきています。

気象病という言葉も、おそらく1950年代後半頃から学会などで使用され始めたのでしょう。1967年に発行された「日本生気象学会雑誌（VOL.2）」を見ると、気象研究所の籾山《もみやま》政子先生が「ハンガリーの生気象学」というコラムの中で、

「生気象学者のアンジェッキー博士は気象病に関心があり、日本における前線通過とゼンソクとの話をちょっぴり出したら興味を示された」

と書いています。つまり、1967年には、気象病という言葉は学会員の間で普通に使われていたことがわかります。

このように、約50年以上の歴史を持つ「気象病」という言葉ですが、私たち医師の間では、気象病が話題になることは、めったにありません。なぜなら、医学部では気象病という「病気」は教えないからです。

ちょうど私が医学部を卒業した頃から、医学部の教育は臓器別中心（たとえば、消化器、呼吸器、循環器、脳・神経など）に変更されましたし、そもそも医学部では、「気象変化を原

因としてさまざまな疾患が発生する」という生気象学の考え方自体を深く取り上げていないのです。

もちろん、臓器別に掘り下げて疾患の本質を理解することは、とても大事です。しかし医師の仕事というのは患者さんの現在の症状を治すことが第一目標ですから、臓器に影響を及ぼす環境要因にも着目し、疾患の発生原因を突き詰めていくことも、重要なのではないでしょうか。

私は、気象変化をひとつの切り口とした疾患の捉え方、そこから考えられる病気の治療法や予防法を研究することも、多くの患者さんにとって、実用的かつ有用なのではないかと思っています。

気象病は予防できる!

私は、脳神経外科専門医かつ脳卒中専門医として、気象病のうち少なくとも、

「脳卒中は予防できる!」

と、大胆にも信じています。特に脳梗塞については、知らず知らずにできてしまう

「かくれ脳梗塞（正式には、無症候性脳梗塞と言います）」は別として、倒れてしまう、手足が麻痺《まひ》してしまうような、命に関わる本当の脳梗塞は、一人ひとりが注意すれば、必ずや予防できるのではないかと思っています。

というのも、脳梗塞は「血栓《けっせん》」が原因ですから、血栓ができないようにすればよいからです。

「オイオイ、簡単に言うなよ！」と怒られてしまうかもしれません。でも私は、次に述べるように、各自が毎日気をつけていれば血栓を予防できるという、医学的かつ気象学的な根拠があると強く思っています。

具体的に、血栓ができないようにするためには、毎日寝る前と朝起きたときなどにコップ半分〜1杯の水を飲んで、たばこを止め、バランスよく食事をとって動脈硬化を予防し、血液循環を良くするために歩く習慣をつけるのです。

さらに脳梗塞は、真夏や季節の変わり目に多いという季節性があります。また、温度が10℃以上上下がる日など、気温差の激しい日に多いといった特徴もあります。そのような条件にあてはまる日には、特に水を少し多めに飲むなどして気をつければ、血栓はきっと予防できるはずです。

脳梗塞を初めて起こしてしまった患者さんに、発症するまでの経緯をいろいろうかがってみると、やはり、水をあまり飲まなかったという患者さんが多いことに驚かされます。なかには、トイレに行かなくて済むように水を飲むのを我慢して、その結果、脳梗塞になってしまった20代の若い女性もいらっしゃいました。この方は、さまざまな検査をしましたが、血栓が起きやすい体質などではなく、結論として、飲水不足が最も疑われる原因だということになったのです。

もちろん脳梗塞の最大の原因は、動脈硬化です。また高齢者には、不整脈を原因として、比較的大きな血栓が心臓から脳へととんでしまう脳梗塞（脳塞栓といいます）も増えています。動脈硬化が強く、もともと血管が詰まりやすい状態の方や、心臓病をお持ちの方の場合は、残念ながら脳梗塞を比較的起こしやすいのは事実です。

しかし、脳梗塞は、体の内部の状態が悪いだけで起こる病気ではありません。

人間の体は通常、病気を起こさないように働いています。血圧や体温を一定に保つように、自律神経・視床下部系が自動調節していますし、細菌の侵入を防ぐためのさまざまな防御機構や、侵入したときに活発化する免疫機能など、24時間、体は頑張っています。ところが、そこへ外部環境による負荷や刺激が加わり、耐えられなくなると、病気

脳卒中発症までのイメージ

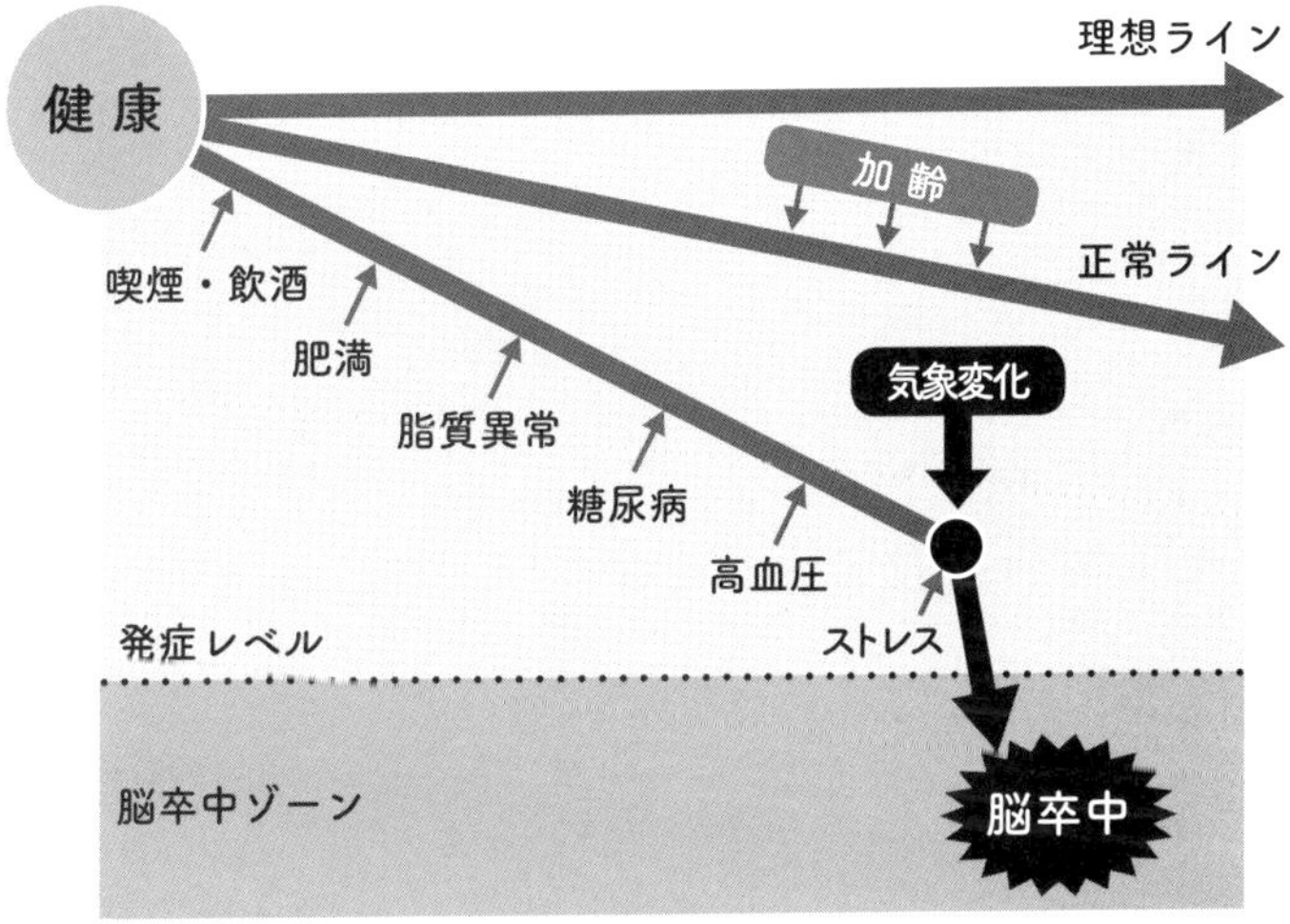

を発症してしまうのです。

人間は、加齢、喫煙、飲酒、肥満、脂質異常症、糖尿病、高血圧症などを原因として動脈硬化が進行し、体内の環境が徐々に悪化（老化ということになります）していきますが、必ずしも脳卒中を発症するというわけではありません。そのような体内環境に加え、ストレスや気象の変化など、体外環境の変化が加わることによって、突然、脳卒中を発症してしまうのではないかというイメージを、私は持っています。

そうであるならば、脳卒中のひとつである脳梗塞の予防には、体内環境を整えるだけでなく、体外環境から身を守ることも極めて重要だと言えるでしょう。前述のような食生活、禁煙、運動、飲水励行、そして、気象変化に順応するといった毎日の予防策が、脳梗塞からみなさんの大事な体をきっと守ってくれるのです。

私の外来に通っている多くの患者さんが、

「先生、薬も水も、ちゃんと飲んでますよ」

「夜寝る前にはコップ1杯、水を必ず飲んでいますよ」

とにこやかに、元気そうに毎回報告してくれるたびに、私は医者としてとてもうれしく思うと同時に、気をつけていればきっと血栓は予防できるだろうという思いが強くなっています（ただし、心不全や腎不全などの病気をお持ちの方は、飲水制限がありますから、主治医にご確認ください）。

また、脳卒中に限らず、ほかの気象病も同様に予防することができるのではないか、と私は考えています。詳細は後述しますが、病気を予防するためには、原因を医学的に突き止めて、どのような気象条件下で発症しやすいかを調査し、体内環境と体外環境に対して、一人ひとりが自分に合った予防策を講じていくことが重要ではないかと思っています。

天気予報を見て健康になろう！

病気を防ぐひとつの策としては、まず、どのような気象条件で病気が起こりやすいのかを知る必要があります。それは第2部以降で述べていくとして、病気の気象的な特性を押さえるのと同時に、私たちは今日明日の天気を知らなければなりません。そう、**天気予報を見て病気を予防するのです。**

天気予報は、テレビやインターネット、また、最近は電車の中の液晶広告でも見ることができます。

みなさんは普段、天気予報を気にしますか？

「そんなの全然気にしないよ！」

なんて言う強者《つわもの》は、ほとんどいないのではないかと私は思っています。

なぜなら、天気予報を見ないと、その日の天気すらわからないことが多いからです。

今にも雨が降り出しそうな、どんよりとした黒い雲が空を覆っているのならまだしも、朝、白い雲がちょっとしかない晴れの天気でも、夕方から天気が崩れて雨が降り出す、なんてことはよくありますよね。それを天気予報を見ずに予測できるという人は、ほとんどいないのではないでしょうか。

そんな日常生活に欠かせない天気予報ですが、疾患予防のためには、晴れや雨などの天気の情報は、実のところ、あまり関係ありません。

それでは、どういった情報に注意すればよいのでしょうか。

天気予報をよく見ていただくと、その日の最高気温や最低気温、さらには、1週間先の最高気温・最低気温、暖気・寒気の流入、寒冷前線の移動、台風の中心気圧の変化などなど、さまざまな気象情報を知ることができます。実は、このような気温の変化や前線の通過、気圧の急激な変化などが、私たちの体調にしばしば影響を及ぼすことがわかっているのです。

健康を維持するために、まずは、

「天気予報をよく見て、天気だけでなく、さまざまな気象情報にも気をつける」

ことから始めてみてはいかがでしょうか。さっそく次の章で、その気象情報の見方について、お伝えしていきましょう。

2 天気予報の上手な見方

天気予報はこうして身近になった

今ではすっかり身近な天気予報ですが、その歴史をたどっていくと、数千年前の古代時代から行われていたと言われています。それは、人間が生きていくための知恵のひとつであり、特に漁業では、過去の天気から未来の天気を予報する経験則を生みだして、海の荒れ具合を予測する必要があったと考えられています。

たしかに、近代のような発展した科学技術のない古代では、悪天候に対抗できる舟や道具などの手段がほとんどなかったでしょうから、悪天候の日はじっと耐え、天候が良く海が穏やかな日にだけ漁に出るというように、天候に左右される生活を送らざるを得なかったことでしょう。つまり、天気予報は、人間が生存し続けるために不可欠な情報だったのです。

天気予報が生活に欠かせないのは、近代でも変わりはありません。それは、気象観測装置の開発とともに、発展を遂げてきました。

気象庁のホームページによれば、わが国では1875年6月から、東京気象台（現在の気象庁の前身）で初めて気象観測が開始されました。当時はイギリス製の気象器械が使用されたとのことです。そして1883年3月に初めて天気図が作製され、翌年6月からは毎日3回の全国天気予報が発表されるようになりました。

ちなみに、天気予報がわが国で初めて新聞に掲載されるようになったのは、1888年3月23日のことです。『時事新報』という新聞に掲載されましたが、その掲載を始めた人物が、慶應義塾の創始者である福澤諭吉先生です。

その後、1893年元日の紙面から、「晴れ」や「雨」を表すイラスト入りの天気予報をスタートさせ、大いに好評を博したとのことです。この「晴れ」や「雨」を表すイラストは、現在の天気予報で使用されているお天気マークの元祖とされています。

さらに1924年8月、天気図が初めて国民新聞に掲載され、翌年3月からはラジオによる天気予報が開始されました。その約30年後、1953年2月からは、テレビによる天気予報がスタート。2002年8月からは、インターネットに気象情報が提供されるようになりました。

以上のように、天気予報がわが国で全国的に広まり始めてから現在まで、約130年が経過し、天気予報は今や生活の一部となったわけです。

また、その天気予報を行うのが気象予報士です。天気予報というのは実は、誰がやってもよいというわけではありません。というのも、誰でも好き勝手に予報できてしまうと、社会が混乱するからです。ですから、予報できるのは法律で認められた人だけ。それが気象予報士なのです。

気象予報士というと、タレント系のかわいい「お天気お姉さん」を思い浮かべる方も多いと思います。もちろんお天気お姉さんには、私を含め多くの方々が癒されていることでしょう。

ただ、お天気お姉さんと気象予報士は、同じ役割を持っているとは限らないのです。「え、どう違うの?」と思われるかもしれませんが、お天気お姉さんは、気象予報士の資格を持っていなければ、現象の予想をしてはいけないのです（気象業務法19条の3）。自分の判断で現象の予想を行うことができるのは、気象予報士の資格を持ったお天気キャスター（お天気お姉さんのこともあります）だけということになります。

つまり、「お天気お姉さん」は資格がなければ気象庁の予報をそのまま視聴者に伝えるだけなのですが、気象予報士は、たとえば「○○地方では雨が強く降るかもしれません」というように、自分オリジナルの予報を盛り込むことができます。たしかに、気象予報士の説明には説得力がありますよね。

知っておきたい気象用語

ここで、天気予報でよく使われる気象用語について、簡単に解説しておきましょう。健康と関連のある用語を中心に取り上げていこうと思います。

◉平年（値）

天気予報では、平年と比べて3℃気温が低いとか、平年よりも台風の上陸数が多いなど、現在の気象状況を比較する対象として「平年」という言葉をよく使います。

気象庁によれば、平年（値）とは、過去30年の平均値を言い、10年ごとに更新されています。たとえば2015年の場合は、2011年に発表された1981〜2010年の30年間のデータを平均した値を、「平年（値）」として比較対象としています。次回の平年値の更新は2021年となります。

また、この平年（値）と比較して著しい偏《かたよ》りを示した天候は、異常気象と定義されています。その場合は、私たちも気持ちの上で身構える必要があるでしょう。特に、晩秋から晩春にかけて、平年よりも5℃以上気温が低いといった場合には、思ったよりも強い冷え込みを感じるでしょうから、血圧が上がりすぎないように寒さ対策をとる必要があると言えます。

◉晴れと曇り

みなさんは、晴れと曇りの違いをご存じですか？

「そんなの、常識でしょ!?」と、ちょっとムッとされる方もいるかもしれませんが、雲の量で正確に区別されているということは、意外に知られていないのではないでしょうか。

気象庁によれば、晴れ（快晴を含む）は、雲量が8以下の状態（雲量が10の場合、空一面すべて雲で覆われた状態をさします）で、曇りは、雲量が9以上であって、中・下層の雲が上層の雲より多く、降水現象がない状態を言います。ちなみに、薄曇りでも日が射して影ができる状態であれば「晴れ」に含まれます。

晴れの日と曇りの日とでは、気分の高揚感が違いますよね。それればかりか、晴れ、曇りに応じて起こりやすい病気にも違いがあります。

晴れの日に多い病気としては、「梅雨の合間の晴れに多い」と言われている急性虫垂炎（いわゆる盲腸）があります。

一方、曇りの日に多い病気としては、うつ病やそのほかのストレス性疾患が挙げられます。晴れの日には交感神経が優位となり、逆に、曇りの日（雨の日もそうです）には副交感神経が優位となるので、そのような自律神経のバランス変動が影響しているのだろうと考えられています。

話は変わりますが、患者さんの中には、入院中に微熱が続いていたのに、退院すると平熱に戻ってしまうという方をしばしばお見かけします。血液検査をしても異常はなく、原因不明なのですが、これはひょっとしたら日照時間が関係しているのかもしれません。入院中は、日光をほとんど浴びませんので、副交感神経が優位となり、体温が上がりやすくなります。しかし退院すると、日光を浴びて交感神経が優位となり、体温が平熱に戻るのではないかと思うのです。

もちろん、病院内はさまざまな感染症の患者さんが出入りしているので、何らかの微生物の影響もあるかもしれませんし、そもそも入院中は体力が落ちていますので、免疫反応が関係している可能性もあります。

本当の原因をつきとめるのは困難かもしれませんが、日照時間は脳内の松果体《しょうかたい》という場所のホルモン（メラトニン）の分泌に影響するなどして、われわれの体に何らかの影響を及ぼしていると考えられています。

◉風

風は、いろいろな環境で起こります。

たとえば、小学生のときに習う「海風」と「陸風」のように、海上の気温と地上の気温との温度差が原因で起こる風や、貿易風や偏西風など、地球の自転や赤道付近と極付近（北極と南極付近）の温度差などといった大規模な力学的・気象学的な作用で起こる風があります。そのほか、台風に伴う強風や暴風、フェーン現象を起こす暖かく乾燥した風、冷害をもたらす北東風「やませ」、木枯らし、春一番、ダウンバースト、ビル風などなど、風の種類には枚挙に暇《いとま》がありません。

風の強さは、風速で分けられます。風速が10m/s以上15m/s未満の風は「やや強い風」と言い、15m/s以上20m/s未満の風を「強い風」、20m/s以上30m/s未満の風を「非常に強い風」などと呼んでいます。

風がもたらす健康被害には、片頭痛が挙げられます。カナダのロッキー山脈の東側では、チヌークと呼ばれるフェーン現象の強風が吹く前と吹いている最中に、片頭痛の発作が増えるそうです。

そのほか、寒空の中、自転車で風をきって長時間疾走すると、顔面神経麻痺になってしまうことがあります。冷風が顔面筋を硬直させ、その結果、神経が麻痺してしまうのです。そもそも風にあたると、体表の水分が蒸発して気化熱が奪われ体が冷えてしまい、体力が低下してしまいます。さわやかなそよ風なら心地よいのですが、度が過ぎるとよくないですね。

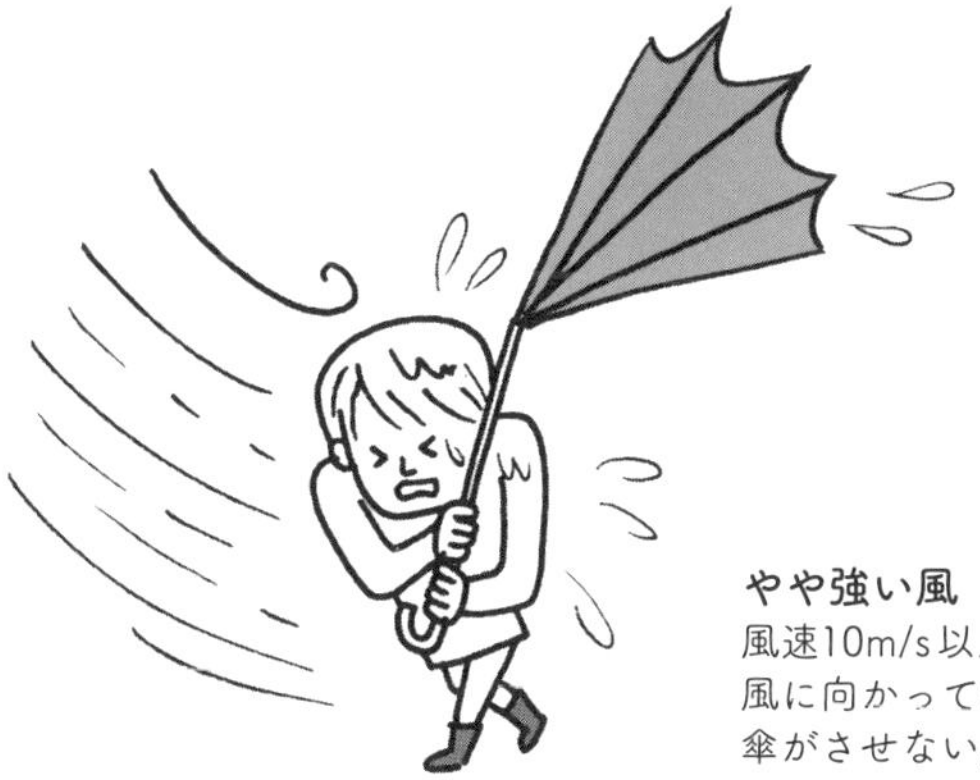

やや強い風
風速10m/s以上15m/s未満。
風に向かって歩きにくい。
傘がさせない。

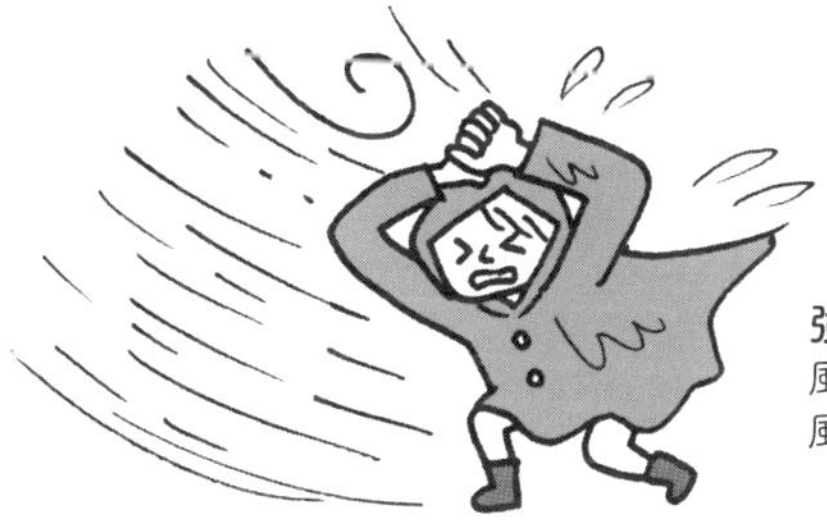

強い風
風速15m/s以上20m/s未満。
風に向かって歩けない。

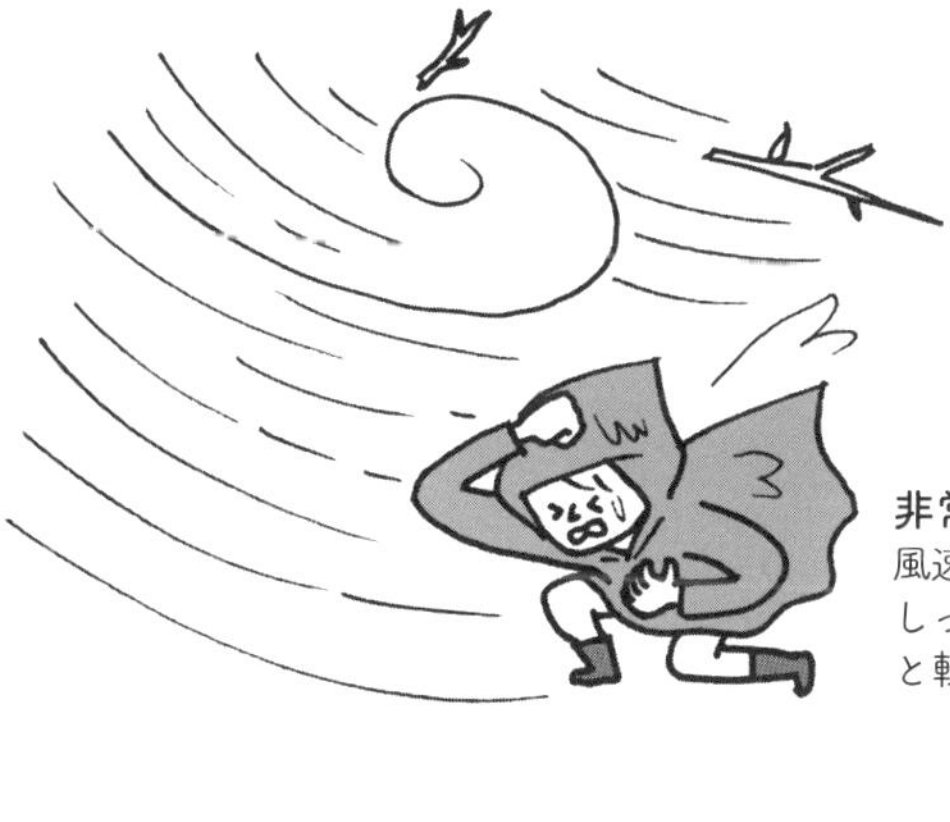

非常に強い風
風速20m/s以上 30m/s未満。
しっかりと体を確保しないと転倒する。

◉高気圧と低気圧

高気圧と低気圧は、最もよく使われる気象用語のひとつです。

この区別ですが、実は何気圧以上が高気圧で、何気圧未満が低気圧といった絶対的な数値による定義はありません。すべての大気圧を平均すると、約1013hPa（ヘクトパスカル）になると言われていますが、1013hPa以上を高気圧とする、というように定義しているわけではありません。あくまで相対的に、周囲の気圧と比較して高いところを高気圧、低いところを低気圧と呼ぶということになっています。そして、その最も高いところ、あるいは、低いところが「中心気圧」となります。

高気圧に覆われると、天気は良好となります。なぜなら、空気が重いので下降気流となって、位置エネルギーが熱エネルギーに変換されて空気の温度が上昇し、雨が発生しないからです。

一方、低気圧が近づくと、天気は下り坂になります。気圧が下がると、空気は軽くなるので上昇気流となり、昇った空気は冷やされて空気中の水蒸気が水滴となり、それらが集まって雨粒となり、雨が降りやすくなるのです。

◉寒冷前線

前線とは、北側からの寒気団と南側からの暖気団が衝突した断面が、地上と交わる線のことです。要するに、地上における寒気と暖気の境界線ということになります。より正確には、移動している側の気団（寒気団もしくは暖気団）の前面を指すので、「前線」という名前になります。

前線の種類としては主に、「寒冷前線」「温暖前線」「停滞前線」「閉塞前線」の4つがあります。**この中で、健康と関係が最も深いのが、寒冷前線です。**

寒冷前線とは、北側の気温の低い気団が南の方へ移動し、暖かい気団と衝突した接触面が地上と交わる線を言います。つまり、上空の寒気が南側へと流れ込んできた先端部分のことです。

寒冷前線が通過すると、通常、気温は急降下します。暖かい南寄りの風から突然、冷たい北寄りの風へと風向きが変わります。ときに、雷雨や突風、ひょうなどの激しい気象現象を伴います。冷たい寒気が暖気の下に流れ込むと同時に、大気を急速に冷やすので、寒気に乗り上げた暖気が上昇気流となり、急速に雲が発達して冷やされた結果、激しい気象変化を引き起こすのです。

このような急激な気象変化、特に気温の低下が、体に影響を及ぼします。冷たい北寄りの風も、それをさらに助長するでしょう。血圧は上昇し、ストレスも増加すると考えられます。

ですから寒冷前線の通過には注意して、必要に応じて防寒具を準備しておくとよいでしょう。

◉爆弾低気圧

近年、よく聞かれるようになった気象用語のひとつです。低気圧が東に進むにつれ、急速に発達して中心気圧が急降下していくもので、通常、寒冷前線を伴います。特に東日本、北日本では天気が荒れて災害を引き起こすことも多いので、要注意です。

爆弾低気圧という言葉自体は、気象庁が発表する各種予報や報道解説資料、予報解説資料などでの使用を控える用語のひとつとされ、その代わり、「急速に発達する低気圧」などと言い換えが行われています。

この爆弾低気圧が通過すると、気圧が急に下がり、さらに寒冷前線の通過により気温も低下します。**気圧の低下と気温の低下が重なると、心筋梗塞を発症しやすい**と言われているので、防寒対策や無用な外出を控えるなどの注意が必要でしょう。

◉南岸低気圧

南岸低気圧とは、気象庁では「日本の南海上を主として東〜北東に進む低気圧」と定義されています。この低気圧は、特に冬に発生すると、太平洋側に大雪をもたらすことがあります。

ご存じのように、日本の冬は、日本海側に雪が降り、太平洋側は乾燥した晴れの天気が続く傾向にあります。これは、日本海側から湿った寒気が吹き込み、本州の山地・山脈とぶつかって雪となり、水蒸気を失った乾いた風が山々を乗り越えて、太平洋側へと吹き降ろすからです。

ですから、太平洋側で大雪が降ると、対策に慣れていないこともあって交通網をはじめ、街は大混乱となるわけです。

このときには雪をもたらすような寒気が通過するので、気温の低下に気をつける必要があります。また、路面が滑りやすくなるので、転倒にも注意が必要です。

脳神経外科では、大雪の後、凍結した路面などで滑って転んで頭（特に後頭部）をぶつけてしまった方々を診察することが増える傾向にあります。

頭をぶつけると、後になって、症状が出ることがあります。特に多いのが慢性硬膜下《まんせいこうまくか》血腫《けっしゅ》というものです。高齢者や酒好きの方に起こりやすく、頭部打撲後、頭の中に少しずつ血がたまって1～2カ月後に歩行障害、片麻痺、失語症、頭痛、認知障害などの症状が徐々に進行する病気です。

頭をぶつけてしまったら、念のため、1～2カ月間は、歩行障害、頭痛などの症状に注意したほうがよいでしょう。そして、いつもと違うと感じたら躊躇《ちゅうちょ》せず、早めに脳神経外科外来を受診してください。

◉二つ玉低気圧

気象学的には重要な低気圧のひとつで、気象庁では「日本列島を南北に挟んで通過する2個の低気圧」と定義されています。

2個の低気圧が日本列島を通過すると、その途中で、それらの低気圧が融合してひとつの低気圧となり、急速に発達することがあります。すなわち、いわゆる爆弾低気圧へと変化することがあるのです。爆弾低気圧は前述のように、悪天候による災害をもたらしますし、気温と気圧の急激な低下による心筋梗塞などの健康被害を引き起こすおそれもあります。

◉台風

台風とは、東経100〜180度、赤道以北に発生した、中心付近の最大風速が17・2m/s（34ノット）以上の熱帯低気圧のことを言います。気圧が〇〇hPa以下であれば台風というわけではなく、風速で台風かどうかが決まります。

一方、国際的に使われている気象用語のひとつに、「タイフーン（typhoon）」というものもあります。ハリケーンやサイクロンなどといった世界各所の熱帯低気圧と同類に扱われます。ただ、ちょっとややこしいのですが、タイフーンとハリケーンは最大風速が約33m/s（64ノット）以上の比較的強い熱帯低気圧をさしますので（サイクロンは台風と同じ34ノット以上）、タイフーンと台風は、厳密にはまったく同じものというわけではありません。

ところで、台風とタイフーンは似ていますが、語源は同じでしょうか？

台風は、「台湾付近の風」を意味する中国語に由来するという説や、英語のタイフーンをそのまま漢字にしたという説などがあります。またタイフーンは、中国・広東地方の方言「tai fung（大風）」、あるいは、アラビア語のぐるぐる回るという「tufan」、ギリシャ神話の風の神「typhon」に由来するという説などがあります。いずれも諸説ありますが、正確な語源は明らかではないようです。

気象庁によれば、1951年から2014年までの間、台風の上陸数が最も多かったのは8月でした。8月の平均上陸数は0・98個ですが、最多で4個上陸した年もあります（1962年）。

台風のエネルギー源は、海上の暖かく湿った空気です。中心付近に暖気の急速な上昇気流が発生し、気圧も急降下します。気圧の変化により、片頭痛や腰痛・関節痛が起こりやすくなります。台風が発生・接近した場合には、痛みに敏感な方は、無用な外出は控えて、鎮痛剤などを準備しておくとよいでしょう。

◉ゲリラ豪雨

最近よく耳にするようになった言葉のひとつで、暗雲が突然立ち込めて、あちこちで短時間、非常に激しい雨が降ることを指します。特に夏季に多く発生します。

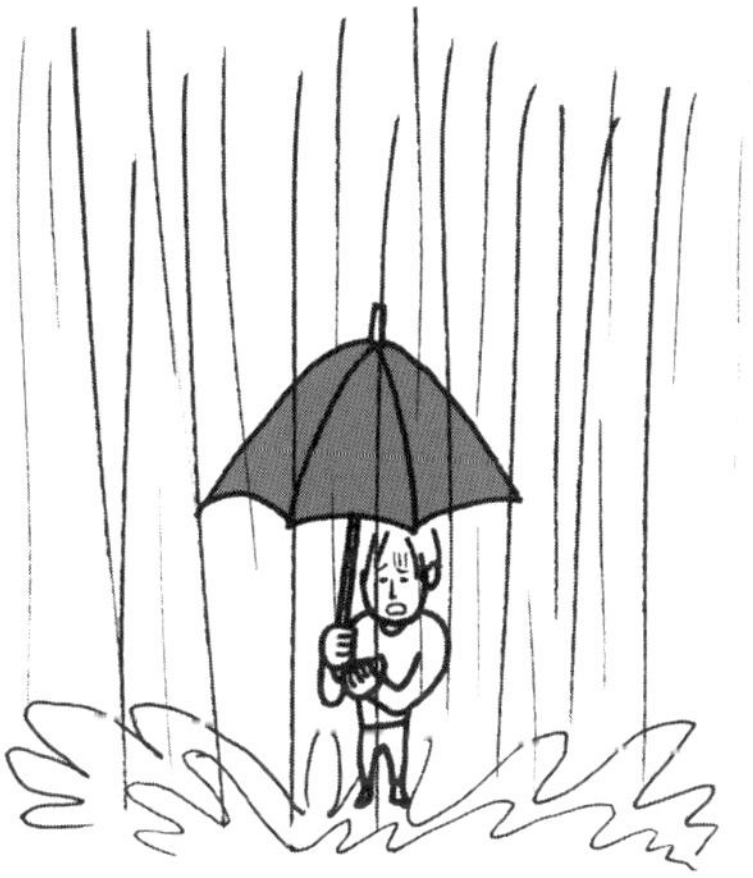

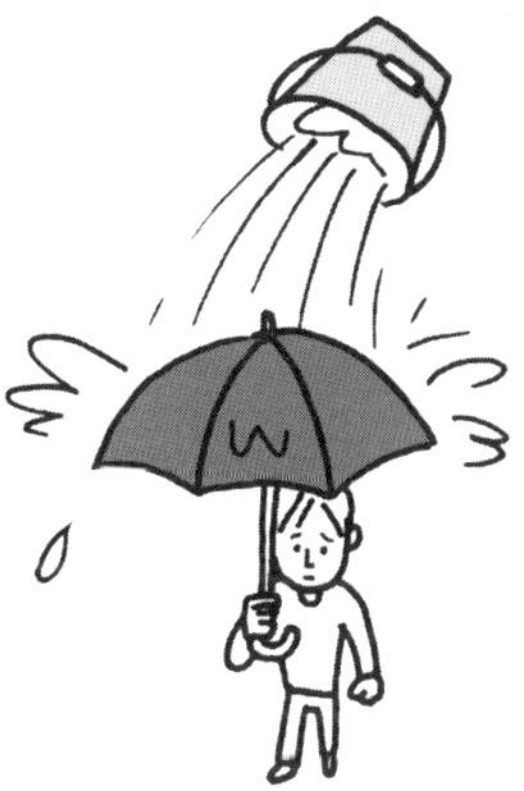

ただ、これは気象庁が公表している正式な気象用語ではないようです。一部の報道機関でそのように報道することもありますが、気象庁からの報道には使われていないと思います。

正式の用語として認められていないのは、どの程度の時間、どのくらいの範囲に降るのかなどの客観的な定義づけがされていないからかもしれません。

雨の降り方について気象庁は、「激しい雨」（1時間に30㎜以上50㎜未満の雨）について「バケツをひっくり返したように降るイメージ」、「猛烈な雨」（1時間に80㎜以上の雨）については「息苦しくなるような圧迫感がある。恐怖を感じるイメージ」などと表現しています。

このようなゲリラ豪雨の際には、短時間に寒気が流入して、気温が急に下がることがあるので、天気予報を見て気温変化の情報を入手し、体調管理に注意したほうがよいでしょう。

◉フェーン現象

フェーン現象とは、暖かくて乾燥した強風が吹き下ろすことを言います。

フェーン現象に関しては、1933年7月25日に山形県山形市で40・8℃という、当時の日本最高気温を記録したことが有名です。この記録は、2007年8月16日に埼玉県熊谷市と岐阜県多治見市で40・9℃を記録するまでの74年間の長期にわたり、日本の最高気温記録でした。ちなみに、現在の日本最高気温は、2013年8月12日に高知県江川崎（四万十市）で記録した41・0℃です。

典型的なフェーン現象は、次のようにして発生します。

まず、台風や前線を伴う温帯低気圧に暖かく湿った強い南風が吹きこみ、山地にぶつかって上昇すると、急激に冷やされて（湿潤断熱変化と言います）雨が降ります。

次に水分が失われて乾燥した強風は、山の頂上を乗り越え、内陸部に吹き降ろします。このとき、風は地上へと下るにつれてどんどん温度が上昇します（乾燥断熱変化と言います）。すると、乾燥断熱変化のほうが湿潤断熱変化よりも大きいため、風の温度は最初よりもはるかに高温となってしまいます。その結果、暖かくて乾燥した強風が内陸に吹き降ろすのです。

これが、フェーン現象です。フェーン現象は、気温の上昇や突風などの被害をもたらすので注意が必要です。また、片頭痛の原因となることもあります。

◉エルニーニョ現象

エルニーニョ現象とは、南米ペルー沖の海域（北緯5度～南緯5度、西経150～90度）における月平均海面水温が、過去30年間の平均値よりも、6カ月以上連続して0.5℃以上高くなった場合を言います。逆に、0.5℃以上低くなった場合がラニーニャ現象です。

エルニーニョ現象やラニーニャ現象が起こると、世界中で異常気象が発生します。その理由は、赤道付近の東風（貿易風）がエルニーニョ現象のときには弱まり、ラニーニャ現象のときには強まるからだと考えられています。

では、エルニーニョ現象が起こったときの日本の平均気温の変化を見てみましょう。

気象庁によれば、3～5月にかけて、沖縄・奄美で高い傾向、東日本で並か高い傾向にあると言われています。6～8月にかけては、西日本で低い傾向、北日本で並か低い傾向にあり、9～11月は、西日本、沖縄・奄美で低い傾向、北・東日本で並か低い傾向、12～2月は、東日本で高い傾向にあるそうです。要するに、エルニーニョ現象が起こると、日本では冷夏暖冬傾向となるのです。

天気予報では、エルニーニョ現象がしばしば取り上げられます。エルニーニョ現象の発生に注意して、体調管理に役立ててみてはいかがでしょうか。

◉寒の戻り

暦のうえで立春（2月4日頃）を過ぎ、一度春の陽気になってから、シベリア大陸の寒気が南下して冬型の気圧配置（西高東低）となり、寒さがぶり返すことを指します。通常は晩春に起こります。

4月でも稀に東京で雪が降ることがあります。近年では、2010年4月17日、東京都心で観測記録上最も遅い降雪がありました。

このような寒の戻りでは、これから暖かくなっていくものだという期待に反して急に寒くなるので、実際の気温差以上にストレスが大きいのではないかと考えられます。もちろん、風邪をひき体調を崩しやすくなりますし、さらには、くも膜下出血などの脳卒中を発症しやすくなるという報告もあります。

◉真冬日

最高気温が氷点下（0℃未満）になる日を指します。ちなみに、最低気温が氷点下の日を「冬日」と言います。関東地方では山間部を除き、真冬日となることはまずありませんが、北日本では決して少なくありません。

真冬日には当然、外出時の寒さ対策が重要です。屋内と屋外の温度差が大きくなりますから、その分、人間の体への影響も大きくなります。

関東以南の平野部では、寒さに慣れていないでしょうから、たとえ冬日であっても防寒対策が必要です。室内の廊下などでは裸足で歩かずにスリッパをはくとか、起床前に部屋を暖めておくなど、前夜の天気予報を見て翌日の最低気温を確認して、あらかじめ策を講じておいたほうがよいでしょう。

◉猛暑日

最高気温が35℃以上となる日を指します。この言葉は、2007年の気象庁による気象用語の改正で、新たに定められました。

　このように比較的新しい言葉なのですが、地球温暖化のためか猛暑日となる日が増え、もうすっかり日常に定着してしまったように感じられますね。

　猛暑日は、発汗によって体内から水分が失われ、脱水になりやすくなります。本書の後半で詳しく解説しますが、それによって当然、「熱中症」にかかりやすくなります。

　さらには、血液がドロドロして血栓が

猛暑日 ⟶ 最高気温が35℃以上

真夏日 ⟶ 最高気温が30℃以上

冬日 ⟶ 最低気温が0℃未満

真冬日 ⟶ 最高気温が0℃未満

できやすくなるので、脳血栓も起こりやすくなります。特に高齢者は、体内のもともとの水分量が若年者よりも少ないので、要注意です。

◉寒冷渦《かんれいうず》

寒冷渦とは、大気の上層にできた、中心部ほど気温が低い低気圧を言います。同じく上層に流れている偏西風から切り離されてできることが多いとされています。最近、民間の天気予報で耳にすることが増えてきました。気象予報士試験では頻出項目のひとつなのですが、気象庁は、一般向けの「天気予報等で用いる予報用語」には含めず、専門家向けの資料等でのみ使用しているようです。

寒冷渦は、前線を伴わず動きが遅いという特徴があります。暖かい南寄りの風が上昇気流となって流入して積乱雲が急速に発達し、天気の急変や雷雨、ひょう、集中豪雨、大雪などが数日間続きます。

天気予報やニュースで寒冷渦という言葉がでてきた場合には、気象災害と、低温に対する体調管理に注意する必要があるでしょう。

◉不快指数

蒸し暑さを数量的に表現した値を不快指数と言い、気温と湿度から算出します。計算方法は複数ありますが、ヒトは不快指数が75以上で「やや暑い」と感じるそうです。具体的には、気温25℃のときに湿度80％以上、気温26℃のときに湿度65％以上、気温27℃のときに湿度55％以上で、それぞれ不快指数75以上となります。

気象協会などでは不快指数を毎日公表していますが、気象庁は、予報用語としては用いずに、解説用語として使用しています。これは、不快指数には風による影響が考慮されていないため、体感とは必ずしも一致せず、個人差があるからかもしれません。

不快指数が高い日には、特に熱中症に注意したほうがよいでしょう。また、不快によるストレスを避けるために、不快指数を参考にしながら室温や湿度を調節するのも一策です。市販の温湿度計や不快指数計が役に立つでしょう。

◉放射冷却

秋から春にかけて、夜間～早朝にグンと冷え込むことがあります。日中は、日差しが出てポカポカ陽気でも、昼間に地面が吸収した熱が夜中に上空へと放散して、朝方、気温が下がるのです。これを放射冷却と言います。

放射冷却の原因は、気象条件にあります。上空に寒気があり、雲がなく、風が弱く、湿度が低いといった条件が重なると、起こりやすくなります。地表の熱が大気中にこもらずに、上空へと広がりやすくなるからです。すべての物体は電磁波を放射しており（プランクの法則と言います）、高温の物体から低温の物体へと熱が移動するのです。

このような放射冷却の朝は、冷え込みに注意が必要です。また、日中との気温差も大きくなるので要注意です。風邪を引きやすくなりますし、後述するように、脳血栓や心臓病も起こしやすくなります。

前の晩に天気予報を見て、気温差が10℃以上あるような日には、早朝の保温と、血栓予防のための水分摂取を心がけましょう。

天気予報はここを見よう！

みなさんは普段、どのように天気予報を見ていますか？

とりあえず「今日は傘はいるかな？」「どれくらい暑く（寒く）なるかな？」といった

ことを知りたくて、天気予報を見るのではないでしょうか。その日のファッションや持ち物を決めるためにも、天気予報は欠かせないですよね。

それだけでなく天気予報には、いろいろな情報が満載です。たとえば桜の満開情報、紅葉情報といった季節の風物詩に関する情報や、花粉情報、紫外線情報、インフルエンザ情報といった医学関係の情報を伝えてくれるものもあります。

それでは、気象病を予防するためには、天気予報のどこに注意して見ればよいのでしょうか。

天気予報では、空模様の情報のほかに、最高気温・最低気温、平年との温度差、その日と翌日の気温差、風向き、風速、波の高さといった気象データの数値を教えてくれます。地上天気図、アメダスによる現在の雨量分布、衛星画像による雲の動きなどの視覚的な情報も与えてくれます。

もちろん日常生活で最も関心があるのは、「晴れ」、「曇り」、「雨」といった天気の情報でしょう。

しかし、たいていの「気象病の予防」という観点からは、これらの天気の状態はあまり関係ありません。

気象病、特に脳卒中や心臓病を予防するためには、気温の変化と最低気温が最も重要なのです。

なかでも、翌日に気温が10℃以上下がるといった気温の変化が激しいときには、脳梗塞患者が増える（脳梗塞を起こしやすくなる）ので、要注意です（＊3）。

また、最低気温というのは、早朝の気温と同じになることが多く、早朝高血圧やモーニングサージ現象（早朝高血圧の中でも、夜に比べて朝の血圧が急激に上がる現象）が起こる時間帯の気温ですから、もし最低気温が氷点下のような場合（すなわち「冬日」）には、血圧が過度に上昇しないように、

「明日の朝は、部屋を暖かくしてから起きよう」

「布団から出たらすぐに上着を着よう」

といった準備が大事です。特に高血圧の人や高齢者は注意しましょう。

次に重要なのが、気圧の変化です。**気圧の変化は、多くの方々は気づきませんが、しばしば体に影響を及ぼすことがあります。**

海外の報告ですが、気圧が1日のうちに10㍱以上変化するときには、くも膜下出血の発症が増えるという調査結果があります（＊4）。また、気圧が下がると、頭痛や神経

痛、関節痛などの症状を自覚する方もいます。さらには、気温の低下と気圧の低下が重なると、心筋梗塞を起こしやすいという報告もあります（＊5）。

前述したように、人間の内耳には圧センサーがあり、気圧の変化を感じとっています。気圧が下がると交感神経系が活発化して、特に痛みを強く感じるようになるのではないかと考えられています（＊6）。

具体的な現象で考えると、気圧が10hPa下がると、海面は、約10㎝も上昇します。私たちの体に関しても、気圧が下がって大気圧の力が緩むと、体がわずかに膨張するようになります。そうであるならば、気圧が相当程度下がったときに、体に何らかの変化が起きたとしても、まったく不思議ではないでしょう。

現在のテレビの天気予報では、気圧の数値まで放送してくれることは、ほとんどありません。せいぜい勢力の強い台風が近づいてきたときに「中心気圧○hPaの非常に強い台風が接近しています」などと説明してくれるくらいです。

実際には、大気中を高気圧と低気圧が入れ替わり立ち替わり通り過ぎていくわけで、気圧は絶えず変動しています。温度と違って気圧の変化は肌では実感できないので、天気予報で情報を少しくらい提供してくれてもいいのかな、と思っています。

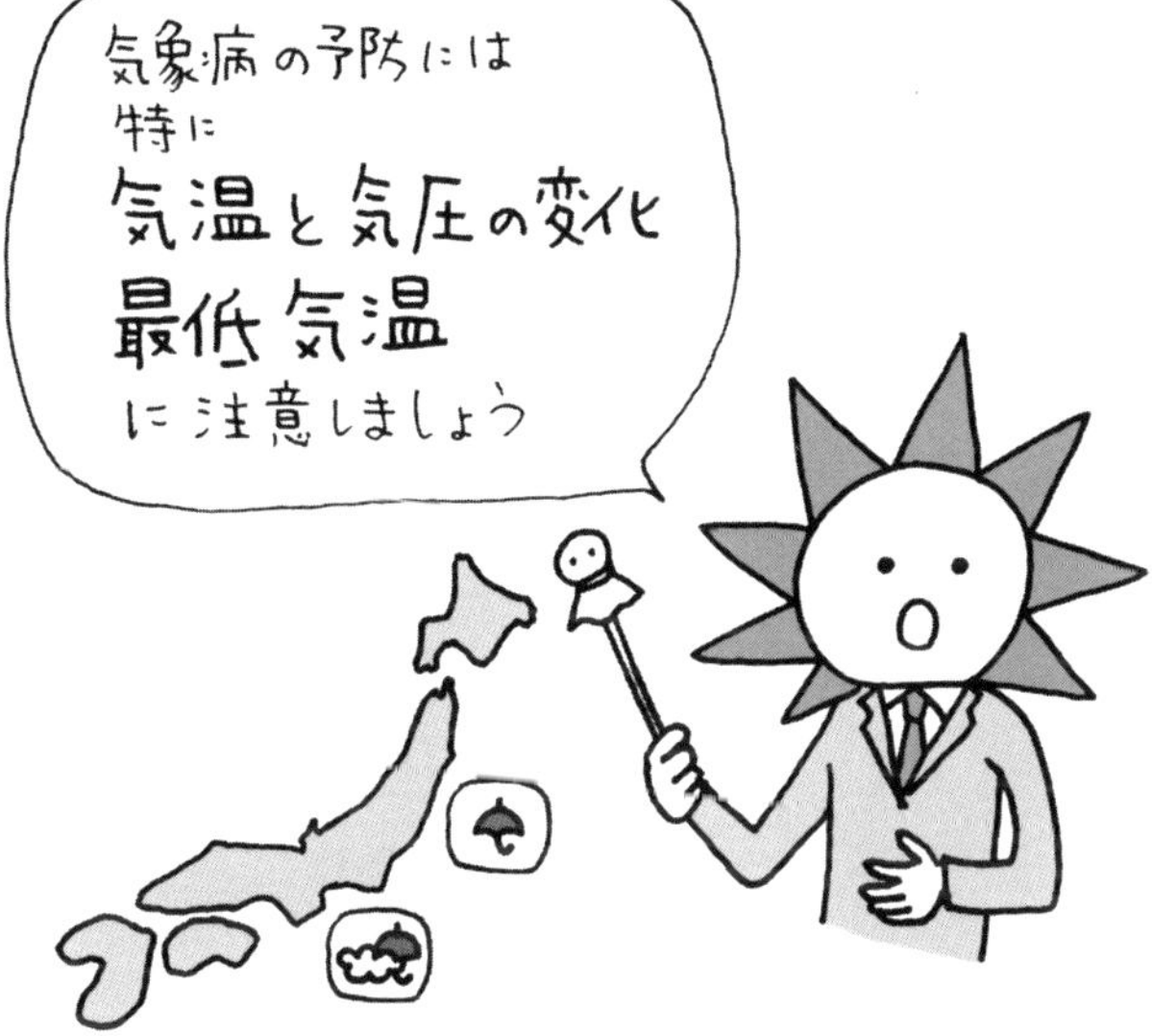
気象病の予防には
特に
気温と気圧の変化
最低気温
に注意しましょう

私も閲覧しますが、気象庁のサイトでは、日本全国における最新の気圧の値を知ることができます。

台風や急速に発達した低気圧（いわゆる爆弾低気圧）が通過する際などには、最大30hPa以上も気圧が変化することもあり、驚かされます。そうしたときには、リウマチや腰痛、関節痛などをお持ちの方は、症状が悪化しているのではないかと危惧《きぐ》されます。

気圧が下がるのが事前に予想できるのであれば、あらかじめ、かかりつけの医師から、頓服の鎮痛剤を多めに処方してもらうなどの対処が有効でしょう。

Column

私が気象予報士を目指したワケ

私は小さい頃、2人の兄と自転車に乗って遊びに出かけ、芝生の斜面に大の字に寝転がるなどして空を眺めるのが好きでした。「いろんな形の雲があるなあ」「どうやってできたんだろう?」などとボヤーッと考えたりして、その頃から気象にある程度の興味はあったと思います。

しかし、中学や高校で「気象部」や「天文部」に入っていたわけではありません。また、大学受験時の理科の選択も、地学ではなく物理と化学でした。ただ、中学2年の理科の宿題で、「NHKのラジオを聴いて天気図を作製する」という課題があったのですが、これが思うようにできず挫折したという苦い経験があります。それが私の中で結構トラウマになっていて、「いつかは克服してやろう!」という気持ちがありました。

そこへ、1994年に気象予報士という国家資格ができるという話が飛び込んできました。すると、私の心の中で気象学への思いがフツフツと湧き上がってくるのを感じました。その一方で、寒空の下で車を洗っていて、くも

膜下出血を発症してしまった患者さんに出会いました。そのとき、

「ひょっとして、脳卒中は気象条件をひとつのきっかけにして発症してしまうのではないか!?」

という、気象と医学との関係に強い興味を抱き始めたのです。

「よし、気象学を勉強しよう!」

これが、私が気象予報士を目指したきっかけです。ただ、当時は駆け出しの脳神経外科医として臨床に没頭し、忙しい毎日を送っていたので、気象学の勉強はあきらめざるを得ませんでした。

ところが、1998年の脳神経外科専門医試験の後に、時間的に少し余裕ができてきました。しかもちょうど勉強する習慣がついていたので、趣味として気象学の勉強を始めることができるようになったのです。

気象学を勉強していて感じたことは、人間は壮大なスケールの自然現象の中で生活しているのだから、気象変化のために病気が起きても何ら不思議ではないということでした。特に私が専門としている脳神経外科領域の疾患は、前触れもなく突然発症することもあります。そこで、あらかじめ病気を起こしそうな気象変化がわかっていれば、それなりに対処して何とか病気の発生を予防できるに違いない、と真剣に思うようになりました。

Column

そのためには気象のスペシャリストになって、どうしてそのような気象変化が起こるのか、天気のメカニズムは何か、などを理解できないといけないと考えました。これが、私が気象予報士の資格を取得した直接の理由であり、今でもその気持ちを持ち続けています。

余談ですが、私の小学5年生時の通知表に、興味深い記述がありました。私自身すっかり忘れていたのですが、当時の担任の先生が「学習・行動についての所見」の欄で「雲の研究」のことを褒めてくださっていたのです。そこにはこう書かれていました。

「〝日本の山と川〟〝雲の研究〟など学校での学習をさらに発展させて、未知なものに自らとり組んでいこうとする態度はとてもよいです」

これを見つけたときは、大変懐かしく、また驚きました。やっぱり私は、小さい頃から天気に興味を持っていたのだなあと改めて思いました。

第2部

明日の天気が命とり!?

脳卒中と心臓病

3 脳卒中には気温が関係していた!?

脳卒中も気象病のひとつ

脳卒中とは、脳梗塞、脳出血、くも膜下出血といった突然起こる脳血管の病気の総称です。

それまで元気だった人が、急に倒れて手足に麻痺などの後遺症を残してしまうという恐ろしい病気です。一度なってしまうと取り返しのつかないことが多いので、予防が大事なのは、間違いありません。

血圧が高い人や血液がドロドロの人などに、脳卒中が起こりやすいということは、みなさんご存じのとおりです。血圧が高いと血管が切れやすくなりますし、血液がドロドロすると、血栓ができやすくなります。そうだとすれば、血圧を下げて正常化し、血液がサラサラになるようにしさえすれば、理屈上は、脳卒中を予防できることになりそうです。

みなさんは普段から、食事に気をつけたり、適宜、健康食品やサプリメントを摂取したり、テレビ番組で紹介された健康法を実践したりして、健康管理を心がけていることでしょう。もちろん、脳卒中予防の第一歩は、健康管理です。塩分を控えたり、脂っこいものはなるべく避けたり、適度な運動をしたり、喫煙・深酒はしないようにすることは、脳卒中の予防には欠かせません。このような脳卒中予防法は、医学的には基本中の基本、最も重要なものです。

しかしながら、こうした健康管理に気をつけていれば絶対大丈夫かと言うと、残念ながら、現実にはそうとも限らないのです。

たとえば、普段から健康管理に気をつけていたと思われる人が突然、脳梗塞という「脳卒中」に倒れてしまうこともあります。つまり、脳卒中は、いつ、誰が、起こしてもおかしくないのです。

脳卒中を実際に起こしてしまった人の中には、いろいろ調べても原因不明ということがあります。高血圧や心臓病、脂質異常症、糖尿病などといった生活習慣病の既往症がまったくないのです。そのような場合、ストレスが原因だろうとよく言われますが、果たして本当にストレスだけが原因なのでしょうか。

　たしかに、ストレスは胃酸分泌を増加させて胃潰瘍《いかいよう》を引き起こしたり、心臓病の発症の引き金になったり、うつ病の原因になったりして、人体に悪影響を及ぼすことは明らかです。しかし、ストレスだけが原因で脳の血管を破綻《はたん》させたり、詰まらせたりするというのは、説得力に欠けるような気がします。

　それでは、ストレスのほかに、いったい何が考えられるのでしょうか。そこで私は、「気象」に注目しました。

　ここでいう「気象」には、晴れ、曇り、雨といった空模様だけでなく、気温、湿度、気圧、風速といった気象要素も含まれます。

「気象が本当に脳卒中と関係あるの!?」

と疑問に思われるかもしれませんが、「気象」と「脳卒中」との関連性は、以前から医学会でも指摘されています。

　たとえば、脳出血は寒い季節に多いことや、脳梗塞は季節の変わり目に多いことは、数々の医学論文で報告されています。実際の臨床現場でも、毎年11月すぎ、急に寒さを感じる頃になると、われわれ脳神経外科専門医の間では「そろそろ、くも膜下出血の季節だな」といった会話が出てくるのです。

私たちは、寒い日に外に出て肌が冷気に触れると、末梢《まっしょう》の動脈が収縮して血圧が上がります。しかし、そのまま血圧が上昇し続けるようなことはなく、血圧上昇を抑えて自動的に血圧を適当に調節しようとする反射機構が働きます。ですから、ほとんどの人は、寒い日に外に出ても血圧が過度に上昇することはなく、脳卒中を起こさないように自然に守られています。

しかし、動脈硬化の強い人は注意が必要です。高齢者や高血圧の持病がある人、たばこを吸う人などの場合には、気がつかないうちに動脈硬化が進行し、血管が硬くなってしまったために、血圧を正常範囲にコントロールする自動調節機能がうまく働かず、冷気に触れたりすると、血圧が過度に上昇することがあります。すると、脳の血管が切れたり、脳循環が悪くなって血管が詰まったりして、脳卒中を起こしてしまうのです。

以上から、ある特定の「気象」条件においては、「脳卒中」が起こりやすくなってしまうことがわかります。「気象」と「脳卒中」の間には、科学的な因果関係があると言っても過言ではないのです。

脳梗塞が起こりやすいのはいつ？

脳卒中のひとつである「脳梗塞」とは、脳内への血液の流れが低下、あるいはストップすることによって、脳細胞への血流が途絶え、脳細胞が死滅（「壊死《えし》に陥る」と言います）してしまった状態のことです。簡単に言えば、血管が詰まって起こる病気です。

血管が完全に詰まってしまうと脳梗塞になってしまいますが、一度詰まりかけて、その後再び開通すると、脳梗塞には至らずに「前兆」もしくは「一過性の発作」となります。主な症状としては、手足がだらんとして力が入りづらくなったり、しびれが続いたり、呂律《ろれつ》が回らないといったものがあります。このような症状がしばらくの間（多くは30分以内）続いた後、様子を見ていたら自然に治ってしまうことがありますが、これを一過性脳虚血発作《いっかせいのうきょけつほっさ》と言います。

一過性脳虚血発作は、脳梗塞の前兆であり、近い将来、本当の脳梗塞を発症して倒れてしまう可能性が高いので、速やかに病院を受診して、脳梗塞に準じた治療を受ける必要があります。

また、脳梗塞の前兆には、数秒から数分間、目の前にシャッターが下りたように真っ暗になるという目の症状（黒内障《こくないしょう》と言います）もあります。頭痛や手足の麻痺もないため、「疲れ」や「立ちくらみ」などと誤解され、そのまま放置してしまう方もいるのですが、これも注意が必要です。「立ちくらみ」との違いは、その場にしゃがみこんだり、意識が遠のく感じがしたりすることがほとんど見られないことです。

脳梗塞には、大きく分けて「脳血栓」と「脳塞栓」の2種類があります。脳血栓は主に脳の動脈硬化によって動脈の内腔《ないくう》が徐々に細くなるために起こります。細くなってしまった動脈の内膜には小さな傷ができ、その傷を修復しようと、かさぶたができます。このかさぶたは、血小板が赤血球などを巻き込んで塊となったもので、これがまさに「血栓」なのです。これは動脈血栓とも呼ばれます。

脳血栓の典型的な症状は、片側の手足、顔、唇などのしびれや軽度の麻痺、呂律障害、めまいなどです。通常は症状が階段状に悪化し、次第に歩けなくなってしまいます。しびれなどを伴わず、いきなり運動麻痺が出てしまうこともあります。

一方、脳塞栓のほうは通常、心臓の中にできてしまう血塊が原因です。不整脈（特に心房細動）や心臓弁膜症などの持病がある人に起こりやすいことがわかっています。心臓

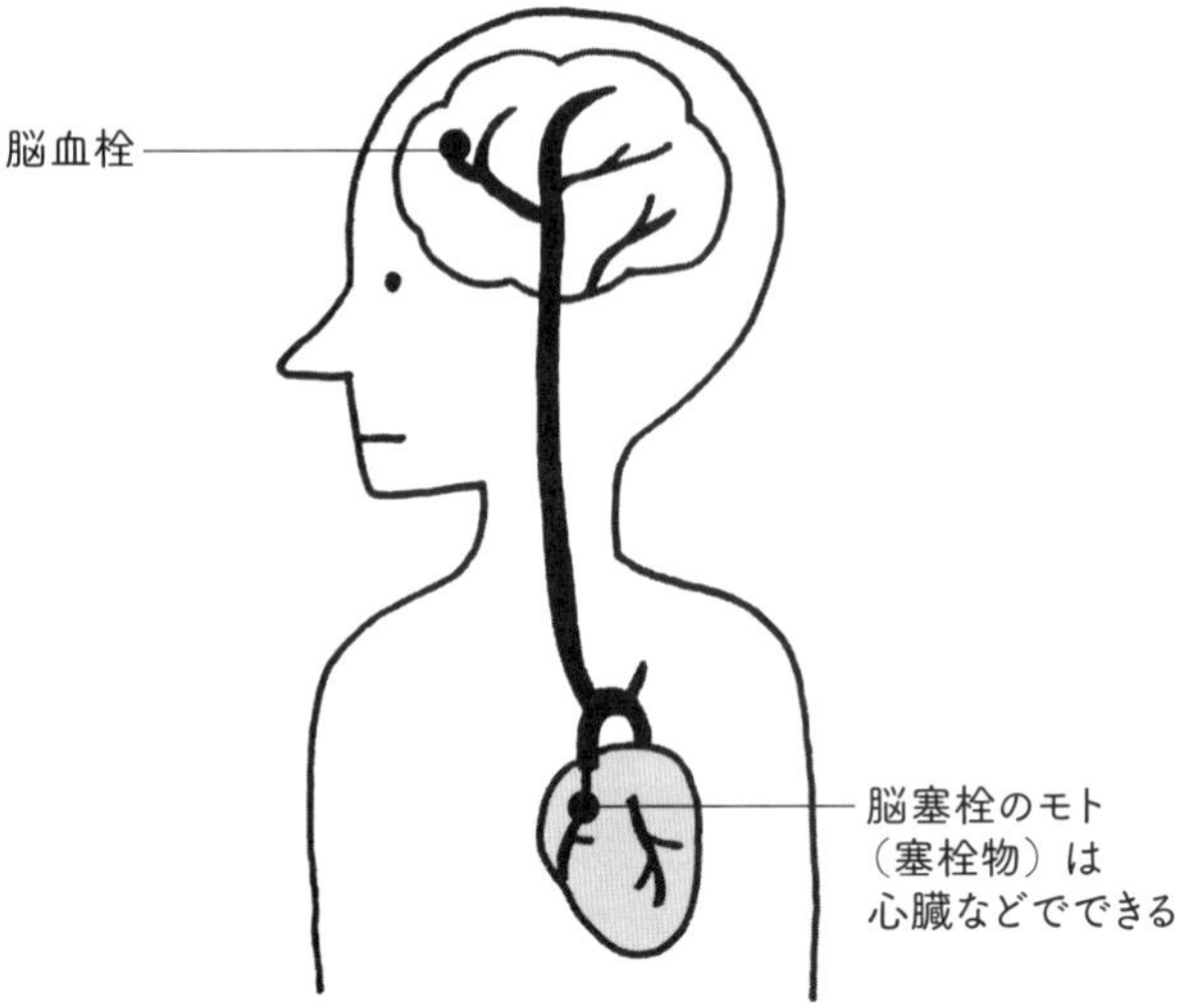
脳血栓
脳塞栓のモト
（塞栓物）は
心臓などでできる

の中で血液がぶつかり合って、よどんだために塊ができてしまうもので、このような血塊を、静脈血栓と言います。静脈血栓が脳内の動脈へと流れ飛んで血管が詰まると、脳塞栓を引き起こします。この静脈血栓（塞栓）は、動脈血栓よりも大きいので、比較的太めの動脈が詰まってしまいます。したがって、脳血栓と違って完全な運動麻痺などの強い症状が突然出現することが多く、重症の場合には昏睡状態となってしまうこともあります。

さて、この脳梗塞ですが、実は発症しやすい時期というのがあります。

福岡県久山町で行われた調査報告によると、24年間に発症した311人の脳卒中患者のうち、223人（72％）が脳梗塞だったそうです。その発症例を月別に見てみると、11月から3月にかけて多くなっているという特徴がありました。もう少しよく見ると、最も平均気温が低い2月には、発症例がむしろ減少する傾向が見られました。

つまり、非常に寒い日が続く時期よりも、1日1日の気温の変化が激しい時期のほうが、脳梗塞の発症が多いのではないかと推察されるのです。

加えて、脳梗塞を発症した人というのは高血圧ではなく、正常血圧の人に多く見られたということです（＊6）。

脳卒中は、通常、高血圧の人に多く見られます。が、この調査においては、脳梗塞が正常血圧の人に多かった、というのは意外であり、興味深いと思います。つまり、血圧が正常であっても、特定の状況下では、血管が詰まりやすくなってしまうのかもしれないということになります。ちなみに、短期間に気温が低下すると、血液中のヘモグロビンや赤血球、アルブミンの濃度が上昇し、血液粘調度《けつえきねんちょうど》が増加する（すなわち、血液がドロドロする）という報告もあります（＊7）。

したがって、気温変化が大きく気温が急に下がってしまうような季節には、血液がドロドロになりやすいので、血圧が正常な人でも血管が詰まりやすくなる、と考えることもできるのです。

次から、もう少し詳しく、どのような気象状態のときに脳梗塞の注意が必要か、見ていきましょう。

脳血栓は「気温差が大きい」日が危険！

脳梗塞の発症が多い時期については、脳血栓と脳塞栓に分けて調査を行った報告もあります。脳血栓の患者は3～6月と10月に多く、これは気温の日内格差《にちないかくさ》が大きい（10℃以上）時期と一致していたとのことです。一方、脳塞栓は8月にやや多かったものの、年間を通じての発症が見られたそうです（＊3）。

この結果は、前述の気温変化が大きいときには、血液がドロドロになりやすいという報告からも理解できます。また、脳塞栓が8月にやや多かったのは、真夏は発汗による脱水のため、静脈の血液が濃縮されやすかったからだろうと考えられます。ただし、脳塞栓は心臓内の血栓という、偶然つくられてしまう物質が原因であるため、真夏に限らず1年を通じての発症が見られたのでしょう。

では、より具体的に、脳梗塞はどのような気象状況の日に起こりやすいのか、その条件を2つ挙げてみましょう。

◉平均気温が高すぎても低すぎても死亡率は上昇する！

台湾での調査報告によると、11年間のうち脳梗塞で死亡した2万1750人の患者さんについて、気温との関係を調べて横軸を平均気温、縦軸を死亡率としてグラフを描いたところ、U字型の曲線となったそうです。

最も死亡率が少なかったのが気温27～29℃間で、それより1℃下がるごとに3％ずつ死亡率は増加し、逆に気温が32℃に上昇すると死亡率が1・66倍に急増したということです（＊8）。

つまり、気温が非常に高いときには、脱水状態に陥って血液がドロドロになってしまうため脳梗塞が起こりやすく、逆に、気温が下がったときも血管が収縮して血液が凝縮されるため、やはり血液がドロドロになりやすいのだろうということになります。

この調査報告者らは、温度調節の苦手な高齢者は特に注意が必要だと、警鐘を鳴らしています。

◉前日との気温較差は要注意！

1997年1月から2002年12月までの脳卒中入院患者（脳梗塞、脳内出血）の調査を紹介しましょう（＊9）。この調査では全1020例のうち、脳内出血が119例、脳梗塞が901例と、圧倒的に脳梗塞が多く見られました。脳卒中の発症には明瞭な季節変動があり、1月に最大、7月にやや小さいピークがあったということです。

そして、前日との気温較差が大きいと脳梗塞の発症が多い傾向があり、しかも高齢者や高血圧の人、脳梗塞の既往歴がある人は、そうでない人に比べてその傾向が強かったようです。

この2つのポイントと、1年のうちで脳梗塞が起こりやすい時期を考えると、私たちが注意しなければならないのは、まず「気温の変化」です。特に季節の変わり目で、**前日との気温較差や日内の気温較差が10℃以上になるような日**には、着るものなどで体温調整をすることが必要です。また、心房細動などの心臓病をお持ちの方や高齢者は、真夏や真冬など、極端に温度が高い日や低い日にも注意が必要です。

予防は温度調整と水分補給がポイント

では次に、脳梗塞の具体的な予防法をお伝えしましょう。ポイントは2つあります。

◉温度調節は防寒具で

天気予報の気温の日内較差を見て、もし急に寒くなるようなら、防寒具を忘れずに用意しましょう。特に、真冬には室内外の温度差を感じやすくなりますから、マフラーなどを積極的に使用して、温度調整することが大切です。

◉水分補給を習慣づける

日頃から、水分をこまめに補給するように心がけましょう（1日1〜2Lの水が目安）。あまり汗をかかない季節でも、気温変化により血液がドロドロになってしまうことがあるため、水分補給は習慣づけが重要です。体の水分は、寝ている間にも失われます。寝る前にコップ半分〜1杯の水を摂取しましょう。

ただし、腎臓病や心臓病をお持ちの方は、このような水分補給が十分にはできません。かかりつけの医師に必ず相談してください。また、糖尿病の人は、そうでない人よりも血液の粘調度が高い傾向にあります。そのため、より多くの水分摂取が必要です。

基本的な注意事項は以上になりますが、水分のとり方について、よくある質問を追加で紹介しておきましょう。

Q　ビールも「水分補給」になりますか？

A　汗をかいた後のビールの味は格別です。でもこれは、まったくの逆効果で、場合によっては生命に関わることがあります。

ビールに限らずアルコール類にはすべて脱水作用があります。つまり、お酒を飲むと体内の水分が奪われてしまい、結局、血液がドロドロになってしまうのです。ですからお酒が好きな人は、「お酒を飲んだら、それと同じ量の水を飲む」ようにするとよいでしょう。水を飲んでおくと、お腹がふくれてお酒を飲みすぎずに済むので、一石二鳥ですね。

Q 「水」ではなく、「お茶」でもいいの？

A お茶でも水分補給にはなりますが、以下のような飲み分けが合理的だと思います。まず、薬を一緒に飲むときには原則として水だけです。たとえば、お茶の場合、緑茶や紅茶などのタンニン含有物が鉄剤と結合して、鉄剤の吸収が若干悪くなることが知られています。

近年のお茶ブームで、老若男女を問わずペットボトルのお茶を飲んでいるのをよく見かけますよね。ただ、それと関係して尿路結石の患者が増えているのではないか、という泌尿器科医からの指摘があります。

その根拠は、尿路結石の原因となるシュウ酸がお茶（玉露、緑茶、紅茶、ウーロン茶）の中に比較的多く含まれているからだそうです。しかし、お茶の中でも麦茶は、シュウ酸の含有量が少なく、むしろ尿路結石の形成・再発予防に有効であると指摘している報告もあります（＊10）。

また、紅茶などにはカフェインが含まれているため、飲みすぎるとカフェインの利尿作用のために脱水傾向になる可能性があります。ですから、何も入っていない水の方が無難だと思います。

ただ、「お茶」には、「水」にはない、健康作用があります。カテキンという成分が体内の脂肪を分解してくれるのです。私が担当した患者さんで、カテキン入り緑茶を毎日飲んで、ダイエットに成功した人もいました。

以上のことから、食後には「お茶」を、薬を飲むときには「水」を、普段の水分補給には「水」を飲むことをおすすめしたいと思います。

4 夏よりも冬に多い脳出血

脳出血は突然起こる！

脳出血は「脳卒中」のひとつで、主に脳内の細い動脈が切れて起こる病気です。高血圧の既往のある方に多く、動脈硬化が本質的な原因と考えられます。非常に小さな脳動《のうどう》脈瘤《みゃくりゅう》の破裂が原因という説もあります。

また、高血圧以外には、脳動静脈奇形《のうどうじょうみゃくきけい》、血管腫《けっかんしゅ》、脳腫瘍《のうしゅよう》などからの出血や、高齢者に多いアミロイドアンギオパチーという、しばしば認知障害を伴って脳内に微小出血が多発する病態もあります。

ひとくちに「脳出血」と言っても、病名は血管が切れる場所によって変わります。たとえば、小脳に出血すれば「小脳出血」、脳幹に出血すれば「脳幹出血」となります。脳出血による症状は、出血した場所や出血量によって異なります。特に出血量は、患者さんの予後（将来の状態）を左右しますので、私たち脳神経外科医が最も注意する点のひとつです。

脳出血は大抵、「突然」に発症します。脳梗塞と違って、「前兆」や「一過性の発作」がないので怖いのです。

予防としては、普段から血圧を正常範囲内にコントロールすることが最も重要です。具体的には、収縮期血圧（いわゆる「上の血圧」）が140㎜Hg以下、拡張期血圧（いわゆる「下の血圧」）が90㎜Hg以下という数値がひとつの目安となります。ただ、高齢者の方は、血圧が低すぎると脳循環が悪くなって、めまいなどを起こすこともありますので、あまり下げすぎないほうがよいかもしれません。

2013年度の脳血管疾患年齢別死亡率によれば、脳出血の場合、死亡率（人口10万対）は40代後半から増え始め、60歳を過ぎるとさらに増加します。ですから、高血圧の方は、50歳あたりから注意が必要です。

ただ、30代でも脳出血を起こすことがあります。健診で「血圧が高め」と言われたことがある人は、普段から塩分を控えめにしたり、太らないようにしたりといった努力が大事です。脳出血の予防には、動脈硬化の進行予防、すなわち生活習慣病（高血圧症、脂質異常症、糖尿病、肥満など）の予防や禁煙、節酒が最も重要です。

そして、この脳出血もまた、気象条件が一因となって起きることがあるのです。

気温の低い朝が危ない！

ここで、脳出血を起こしてしまった患者さんの具体例を見てみましょう。この患者さんは私が直接診察したわけではないのですが、後で聞いた発症時の話が印象的だったので紹介したいと思います。

この方は当時60歳くらいで、寒い日の朝、起床してすぐにパジャマ姿のまま自宅の雨戸を開けようとしたそうです。すると急に左半身に力が入らなくなり、崩れるように倒れてしまったとのこと。意識は清明で、頭痛もなかったそうですが、とにかく脱力感が強く身動きがとれなくなってしまい、そのまま救急車で近くの脳神経外科病院へ運ばれました。

そして、緊急で頭部単純CTが撮影され、右脳出血と診断されました。幸い出血量が少なく、手術もせずに済んだのですが、左半身に軽度の麻痺が残存してしまいました。

この方は、もともと高血圧で薬を内服していて、その分、普段から健康に気をつけて塩分を控えめにしていたそうです。それでも脳出血を発症してしまったのです。

このケースは、発症の要因として早朝高血圧、いわゆる「モーニングサージ」と呼ばれる現象が起きやすい時間帯であったことが、ひとつ挙げられるでしょう。それに加え、冬の寒い日だったので、いつもよりも血圧が上昇して、脳内の微小血管が切れて脳出血を起こしてしまったと考えられます。つまり、**脳出血に気をつけるべき気象条件としては、「気温が低く冷え込む日」と言えるでしょう。**特に朝方は要注意です。

こうしたケースや、そのほかの研究結果を踏まえ、脳出血が起こりやすい気象条件をまとめておきましょう。

①晩秋、早春に注意！

日中の気温較差が大きいほど、脳血管障害（脳出血を含む）や心臓病による死亡率が高いと言われています。具体的には1～2月、晩秋、早春頃です（＊11）。

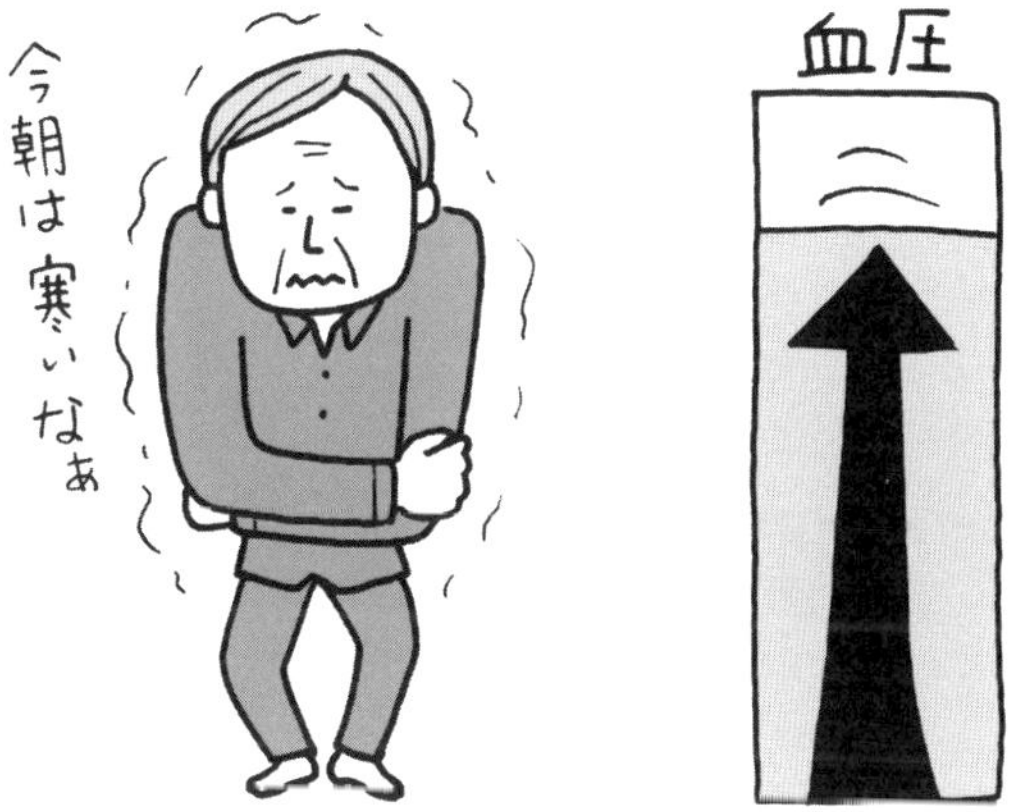

②気温が下がると脳出血は増加！

台湾での調査では、11年間で脳出血による死亡者数は3万9818人（760万人の25歳以上の住民のうち）でしたが、平均気温が1℃上がるごとに死亡率が3.3％ずつ下がっていったそうです（＊12）。

つまり、気温が低ければ死亡率が上がるということになります。温度調節が苦手な高齢者の方々は注意が必要でしょう。

③急激な気温変化の後は、特に注意！

1986～1992年のロンドンでの調査では、50代・60代の男性の血液データと気温変化、虚血性心疾患・脳血管障害（脳出血を含む）による死亡率との関係を調べたところ、短期間での気温の低下により、血中ヘモグロビン値、赤血球数、血圧などが上昇することがわかりました。しかもその効果は、1〜2日間継続したということです。

そのため、血液粘調度の増加や高血圧が遷延することとなり、心疾患や脳血管障害による死亡率が、特に冬に増加するのだろうと推測しています（＊8）。

④脳卒中は2月、気温低下した日の1〜2日後に起こる！

1991〜1998年の富山県における初発の脳卒中（脳梗塞、脳出血、くも膜下出血）患者を調査した結果を紹介します。脳卒中の発生頻度と月別平均気温との関係に注目すると、最も平均気温の高い8月には脳卒中は少なく、逆に最も平均気温の低い2月には脳卒中が最も多いという結果でした。

また、病気を発症する前の気温変化と各疾患の発生頻度との関係については、脳出血とくも膜下出血の場合は、発症1〜2日前の気温の低下が、相対湿度や気圧などのほかの因子よりも、発生危険度を高めていました（＊13）。

⑤室温が低いとモーニングサージ現象を引き起こす！

早朝に血圧が上がるという現象（モーニングサージ現象）は、脳出血やくも膜下出血を引き起こす原因となることがあります。「脳卒中は午前中に発症することが多い」という事実の理由のひとつとされています。

④で挙げた研究では、起床後に室温10℃と25℃の状態で血圧を測定した結果も示されています。結果は、室温10℃のほうが収縮期血圧（いわゆる「上の血圧」）が有意に高かったそうです。拡張期血圧（いわゆる「下の血圧」）も同様の傾向が見られ、室温が低いと早朝時血圧が上昇しやすいという予想どおりの結果でした。

⑥夏少なく、冬に多発する！

全国の労災病院において、2002～2008年度に入院した脳卒中患者4万6031例を対象とした報告によると、脳出血は1万1677例でした。月別に見ると、5～9月の夏場、特に6～8月には顕著に少なく、12～1月の冬場にピークがあるという傾向がありました。また、男性は女性の1.3倍の発症数となっていました（＊14）。

これらをまとめると、**「気温の較差が激しい日」や、12〜1月の「早朝気温（≒最低気温）が低い日」には脳出血が起こりやすい**ということになるでしょう。特に男性で高血圧や脂質異常症などの持病がある人は注意が必要です。

急激な血圧変動を抑える生活習慣を

では具体的にどうすればよいのか、ということになりますが、ポイントは血圧の変動です。気温の較差が激しいと、それに応じて手足の血管は収縮・拡張し、血圧も変動します。しかし、正常の人間には自動調節機能が働き、血圧の変動を抑えようとします。したがって大抵の人は脳出血を起こしません。

ところが、高齢者や動脈硬化が進行して血管の柔軟性が低下している人は、血圧の上昇を抑えきれず、脳内の細い動脈が切れて脳出血を起こしてしまうというわけです。

このような血圧の変動を抑えるためには、まず**天気予報の「翌日との気温差および最低気温」を忘れずにチェック**したうえで、次のことに気をつけましょう。

●寒い朝は、起きたらすぐに、あらかじめ寝床の近くに置いておいた上着を着る。廊下を裸足で歩かないよう、スリッパや靴下も必要。外に新聞を取りに行くときには、マフラーを巻くのもよい。

●寒い日には無用な外出は控える。特に飲酒後は血圧が変動しやすいので注意。

●どうしても寒い日に外出するときには、暖かい格好で。マフラーや手袋を忘れずに身につける。

●入浴前には浴槽のフタを外しておいて風呂場内を暖め、脱衣所も暖房器具で暖めておく。また入浴後は、浴室内で体表面の水分を拭き取ってから脱衣所に出る（体表面についた余計な水分は、温度差・湿度差の激しい脱衣所で一気に蒸発し、体から大量の気化熱を奪って体を冷やしてしまうため）。

●降圧剤や脂質異常症などの薬を飲んでいる人は毎日きちんと服用し、定期的に自宅で血圧を測定をする（病院での血圧測定値は、緊張などにより高めに出ることが多く、あまり参考にならないことがあるため）。

●冷水で食器洗いや洗車はしない（血圧が過度に上昇するため）。

ここで、入浴に関してもう少し追記しておきましょう。

入浴は、私たち日本人には非常に馴染みの深い日常習慣ですが、湯温や入浴方法の違いで、入浴前・入浴中・入浴後に血圧が大きく変動することはあまり知られていません。血圧が急に上昇すれば脳出血の危険性が高まりますし、逆に血圧が急に下降すると脳梗塞の原因となってしまいます。このような血圧変動は、脳だけでなく心臓にも負担をかけることになります。

入浴の注意点を簡単にまとめると、左のイラストのようになります。

それぞれの注意点は、入浴に関する研究に基づいています。いくつか紹介しておきましょう。

入浴と血圧についての論文によると、40℃の湯に入浴すると、入浴直後には血圧・心拍数が一過性に上昇し、その数分後に低下していく現象が見られたとのことです。若者より中高齢者にその傾向が顕著だったと報告されています(＊15)。

また40℃の湯に20分間入浴すると、若年男性よりも高齢男性のほうが血圧変動幅が大きかったという報告もあります(＊16)。高齢者の場合は特に、42℃以上の高温の湯に入浴すると、入浴後の血圧低下が著しく、突然死の原因になりやすいとされています(＊17)。

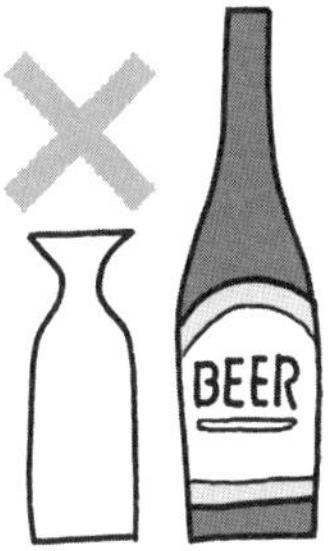

飲酒後には入浴しない。

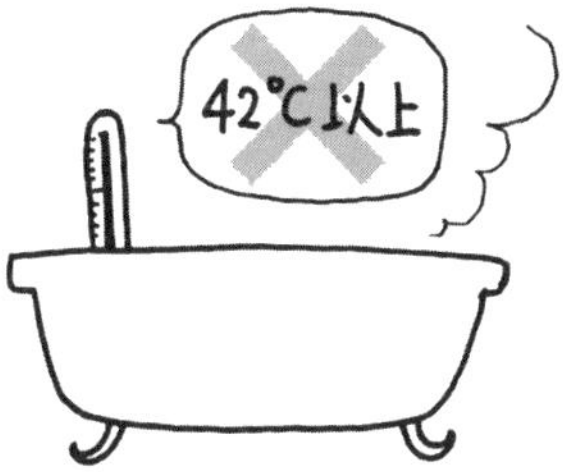

高齢者の場合、42℃以上の高温での入浴は避ける。

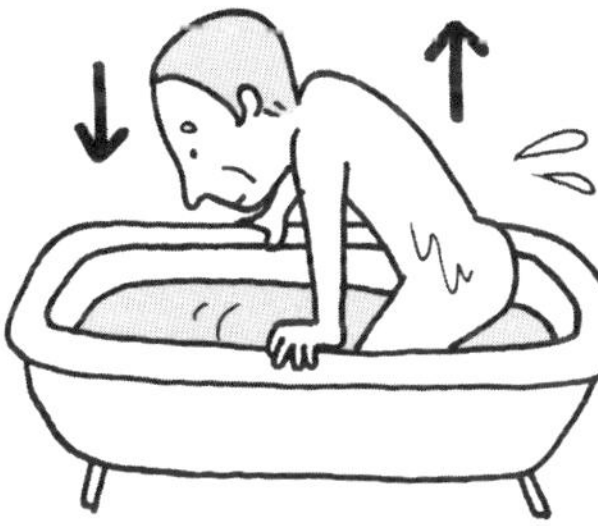

浴槽から出るときは、頭を下げる。

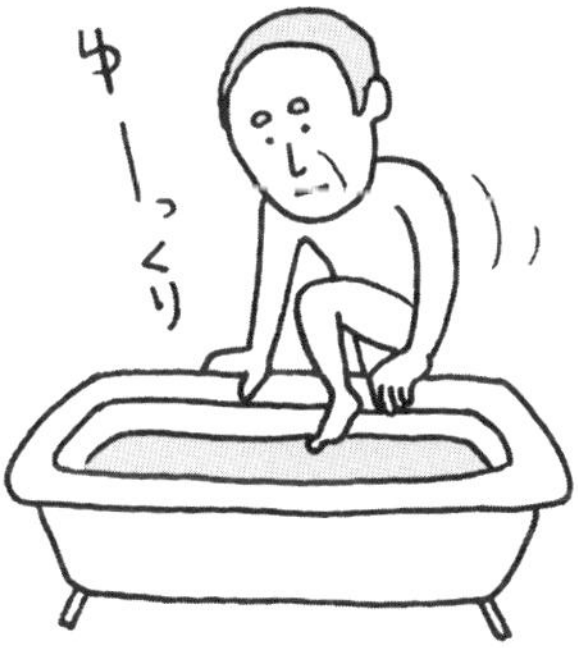

浴槽に入るときは、ゆっくりと。

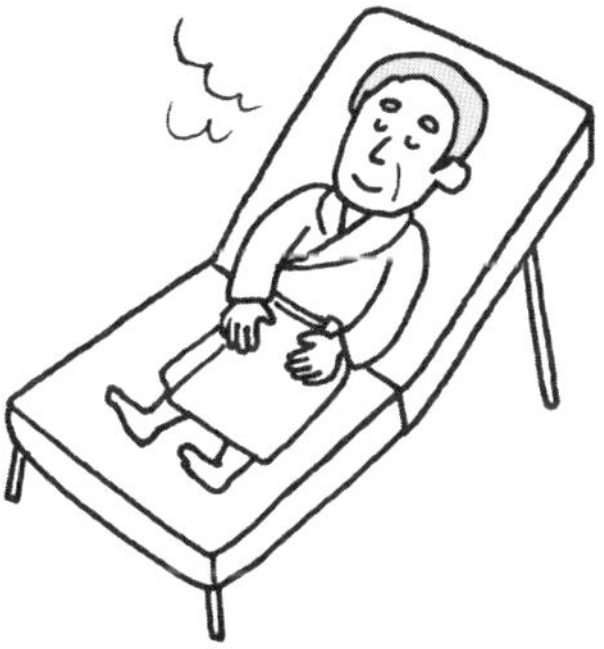

入浴後は休息をとる。

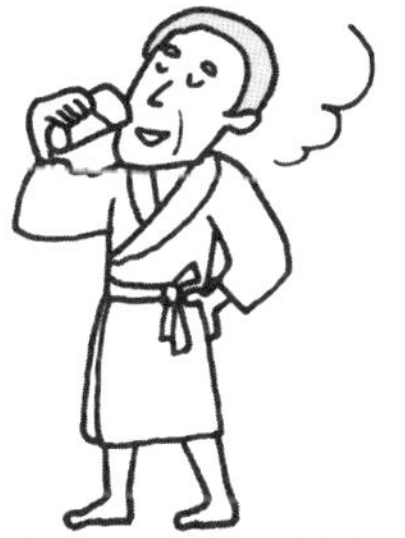

入浴前後にコップ1杯水を飲む（血圧低下予防）。

老年者のシャワー浴と風呂浴を比較した場合、シャワー浴では血圧や心拍数などへの影響は少ないにもかかわらず、深部体温は風呂浴と同等だったそうです。一方で、風呂浴は、入浴と出浴の動作時に血圧・心拍数への影響が大きかったと報告されています（＊18）。

急に風呂浴から出ると血圧が大きく低下しますが（＊19）、頭を低くして出浴すると、心拍数の増加と脳血流の低下が抑えられたという報告もあります。入浴後はしばらくの間温熱効果が続くため、急に立ち上がるなどの行動を避け、座った状態で休息をとることも重要です（＊20）。

血圧は1日の間で、10㎜Hgや20㎜Hgは変動しますが、過度に上昇したり下降したりすることは良くありません。日常のちょっとした注意で血圧の過度な変動を予防できますので、これまであまり気をつけたことのなかった人は、ぜひ注意してみてください。

Column

「脳神経外科専門医」について

脳神経外科専門医とは、日本脳神経外科学会専門医認定委員会から認定を受けた、脳や脊髄の疾患に関する専門医のことです。

2014年9月現在、7333名が学会に認定されており、この数は米国と並んで世界最大規模だと言われています。人口比を考えると、日本は世界で最も脳神経外科専門医が充足している国のひとつということになります。

「そんなに多いと、日本には脳神経外科医があふれて、過剰医療になっているのでは？」

そう思われる方もいるかもしれませんが、現在のところ、そのようなことはありません。日本は「脳卒中大国」とも言われ、脳卒中の患者さんの数が比較的多いからです。そのような多くの患者さんの治療を行うために、日本の脳神経外科医は、米国の脳神経外科医と違っていろいろな手術をこなさなければならないのです。

たとえば、頚動脈が動脈硬化で高度に狭窄《きょうさく》してしまった患者さんに対して

Column

は、頸動脈内膜剥離術《けいどうみゃくないまくはくりじゅつ》という手術がしばしば行われます。このとき、米国では主に血管外科医が担当するのに対して、日本では主に脳神経外科医が行います。また最近盛んに行われているカテーテルによる血管内治療も、米国では主に神経放射線科医が担当しますが、日本では主に脳神経外科医が行っています。

脳神経外科専門医制度は、1966年に確立された日本で最古の専門医制度のひとつです。

専門医になるためには、まず、専門医試験の受験資格を取得する必要があります。2011年から専門医認定制度が改訂され、医学部卒後臨床研修2年の後、研修プログラムで通算4年以上、所定の研修が必要となりました。この間、少なくとも3年以上、脳神経外科臨床に専従し、カリキュラム委員会が定める脳神経外科疾患の管理・手術経験の目標を満たすことが必須となります。

受験資格を取得したら、毎年7~8月頃に行われる専門医試験（筆記・口頭）に合格しなければなりません。試験には、「脳血管障害」、「脳腫瘍」、「頭部外傷」、「脊髄・脊椎疾患」、「その他の神経疾患」に関する問題が出題されます。合格するためには、それぞれの分野で一定レベル以上、バランス良く得点する必要があります。

結構難しい試験なので、受験生の大半は、一定期間（長い人で、半年～1年間）、病院勤務の負担を減らして、受験勉強に取り組みます。最終的な合格率は約70％です。合格後、晴れて専門医となったら、生涯教育制度を導入しているため、学会に定期的に参加して、常に新しい知識と技術を習得していかなければなりません。

専門医の上には指導医と呼ばれる人もいます。指導医は、専攻医（研修プログラムを専攻する医師）を直接指導・評価する医師で、専門医資格を取得後、2年以上、専攻医を教育した実績と、個人の臨床・研究実績をそれぞれ勘案し、学会で審査されて認定されます。

以上のようなしっかりした専門医制度により、脳・神経を守る脳神経外科専門医の質が担保されているのです。

5 気温差が危険!? くも膜下出血

働き盛りは要注意な「くも膜下出血」

脳は、豆腐のように軟らかくて崩れやすい、約60％が脂質でできた乳白色の塊です。脳には、髪の毛よりも細い血管が無数に走行しています。ですから、脳をちょっと触っただけで傷がつき、血がじわっと出てきます。

脳そのものはとても軟らかいので、3枚の膜に覆われていて、形が崩れないように、また、外から触れられないように守られています。

その3枚の膜のうちのひとつが、「くも膜」です。

脳は頭蓋骨の中に入っています。頭蓋骨と脳の間に、外側から硬膜、くも膜、軟膜の順に、三重に脳を包みこんでいます。

「くも膜」は、半透明の薄い膜で、比較的軟らかいものです。軟膜と脳は、ほとんど隙間なくくっついた状態ですが、くも膜と軟膜の間には隙間があり、その隙間（＝「くも膜下腔」と言います）に脳脊髄液という透明の液体が、軟膜ごと脳の表面を包み込んでいます。脳脊髄液は、ナトリウムやカリウムといったミネラルだけでなく、タンパクや糖も含んでいて、脳を保護するだけでなく、栄養分を運ぶ役目もあると言われています。

この「くも膜」の下、すなわちくも膜と軟膜の間の「くも膜下腔」に出血してしまう病気が、「くも膜下出血」です。

くも膜下出血を起こした人の90％以上が、脳動脈瘤の破裂が原因と言われています。ですから、脳動脈瘤さえなければ、ほとんどの人はくも膜下出血を起こしません。くも膜下出血という病名は非常に有名ですが、頻度は1万人に1～3人と、それほど多くはありません。

また、発病しても命は助かるだろうと思われる方もいるかもしれませんが、実は半数近くの人が亡くなってしまうという、比較的恐ろしい病気です。

くも膜下出血による死亡時の年齢は、高齢化に伴って上昇しています。少し古い統計ですが、厚生省（現在の厚生労働省）の人口動態統計によると、くも膜下出血による死亡時

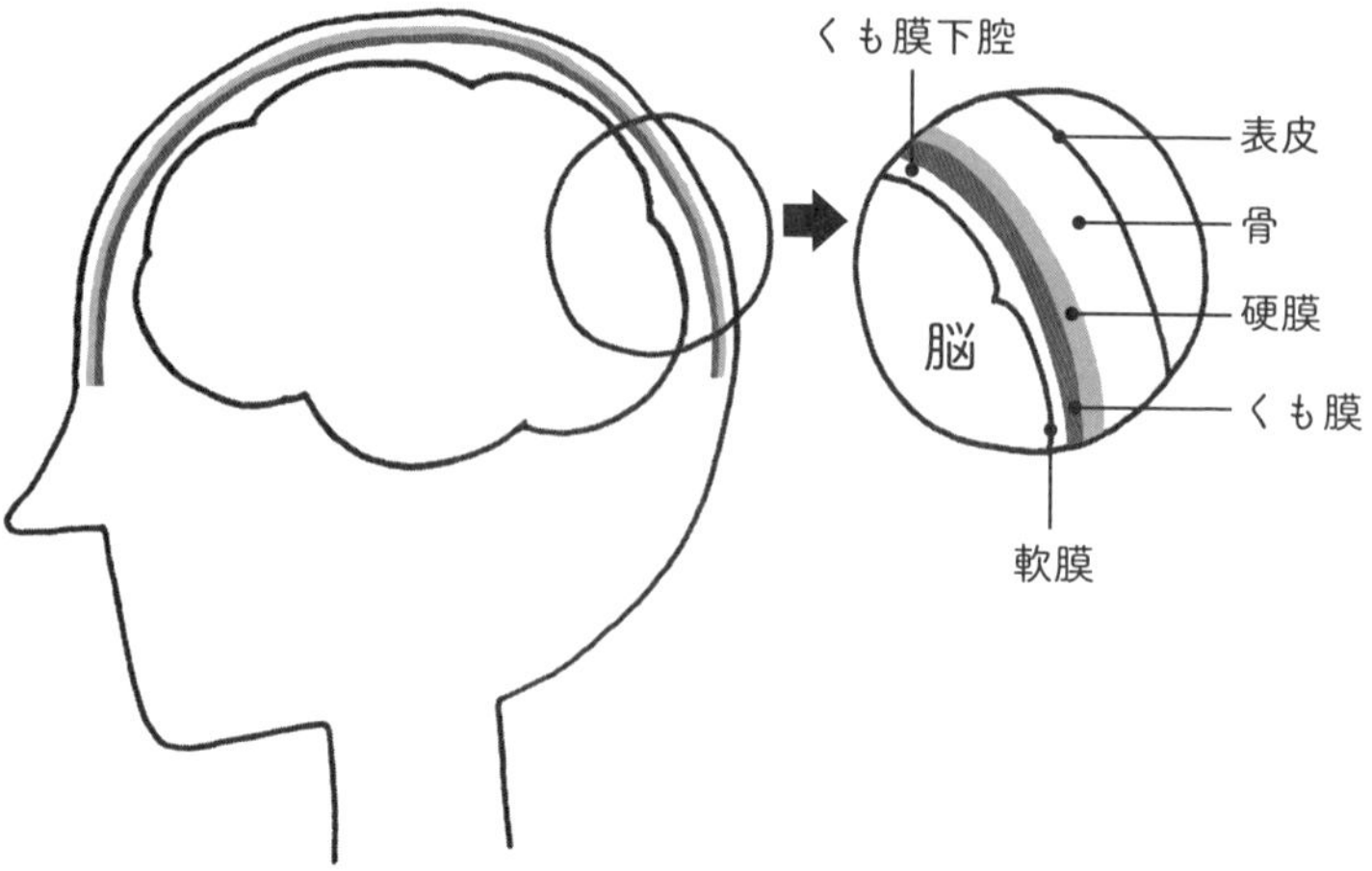

平均年齢は、男性で53・7歳（1955年）から58・4歳（1988年）へと、34年間で約5歳の上昇が見られ、女性は55・9歳（1955年）から67・0歳（1988年）へと、34年間で約11歳上昇しています（*21）。

現在の超高齢社会では、死亡時年齢の高齢化はますます進行していると考えられます。ただ、死亡者数は50代から増え始めるので、「くも膜下出血は、働き盛りから要注意」と、よく言われています。

このくも膜下出血も、気象が原因のひとつとなって発症したと思われる例がありますので、次に紹介しましょう。

寒い日の水仕事が危ない！

私が脳外科医として駆け出しの頃、関東地方の病院に、50歳前後の男性が運ばれてきました。冬の寒い日、屋外で愛車を洗っているときに、突然後頭部をハンマーで殴られたような激しい頭痛が起きたということでした。

救急車で病院まで運ばれてきましたが、意識は清明で、症状は頭痛だけ。運動麻痺などはありませんでした。すぐに撮影した頭部単純CTの結果、くも膜下出血と診断し、ご家族に説明した後、緊急脳血管撮影、続いて手術を施行して一命をとりとめることができました。

この方は、聞くところによると、日頃から健康にはとても気をつけていたということです。洗車が趣味のように好きで、普段からよく洗車をしていたようですが、このときは冬空の下、冷水で洗車をしていたがために、血圧が上昇し、脳動脈瘤が破裂してくも膜下出血を起こしてしまったのです。

また、30代前半の若い男性の例もあります。この方も冬の寒い日に、自室の流し台で冷水を流しながら皿を洗っているときに、突然意識を失って倒れてしまいました。しばらくして意識は回復しましたが、後頭部から頭頂部にかけて激しい頭痛があったということで、外来に歩いて来られました。私が診察したときには運動麻痺もなく、比較的顔色も良かったのですが、臨床経過から脳卒中を疑い、すぐに頭部単純CTを撮ったところ、やはりくも膜下出血を起こしていました。

このケースは比較的若い方でしたが、健康診断でやや血圧が高いと言われていたそうです。前のケースと同様に、冷水に手を浸した状態で、力を入れて皿をこすっていたために、血圧が上昇し、脳動脈瘤が破裂してくも膜下出血を起こしてしまったと考えられます。

これらの例の共通点は、寒冷刺激による血圧上昇の結果、くも膜下出血を起こしてしまったのではないか、と考えられることです。特に、冷水を使って作業をしていた点に注意が必要です。

ちなみに研究によると、4℃の冷水に左手を1分間浸しているだけで、収縮期血圧（いわゆる上の血圧）が、なんと50㎜Hg前後も上昇することがあるそうです（＊22）。つまり、普段120㎜Hgくらいの人でも、水に手をつけるだけで170㎜Hgにまで血圧が上昇してしまうことがあるのです。

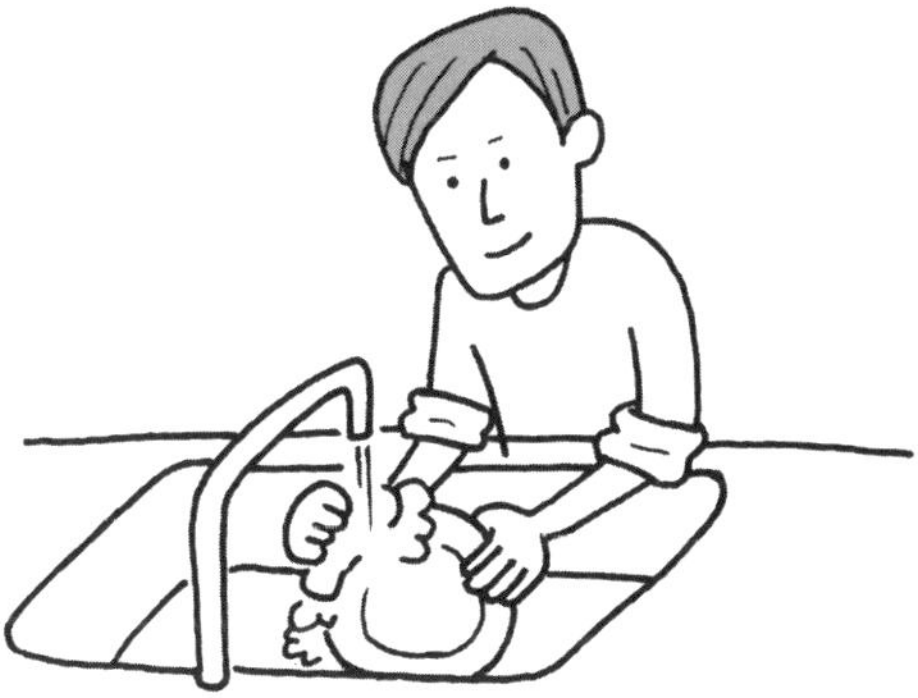

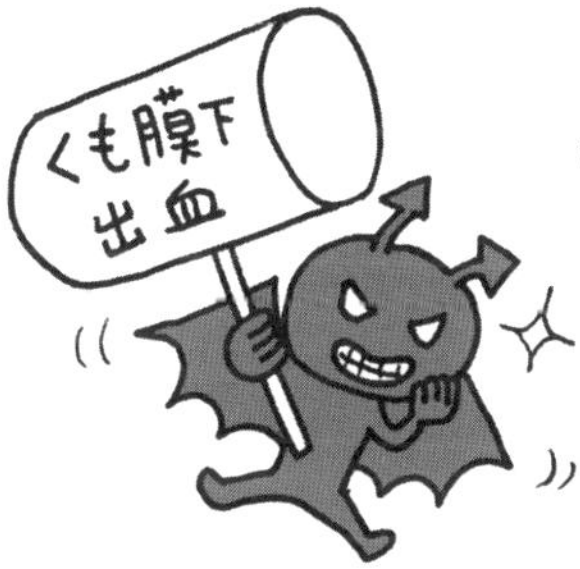
くも膜下
出血

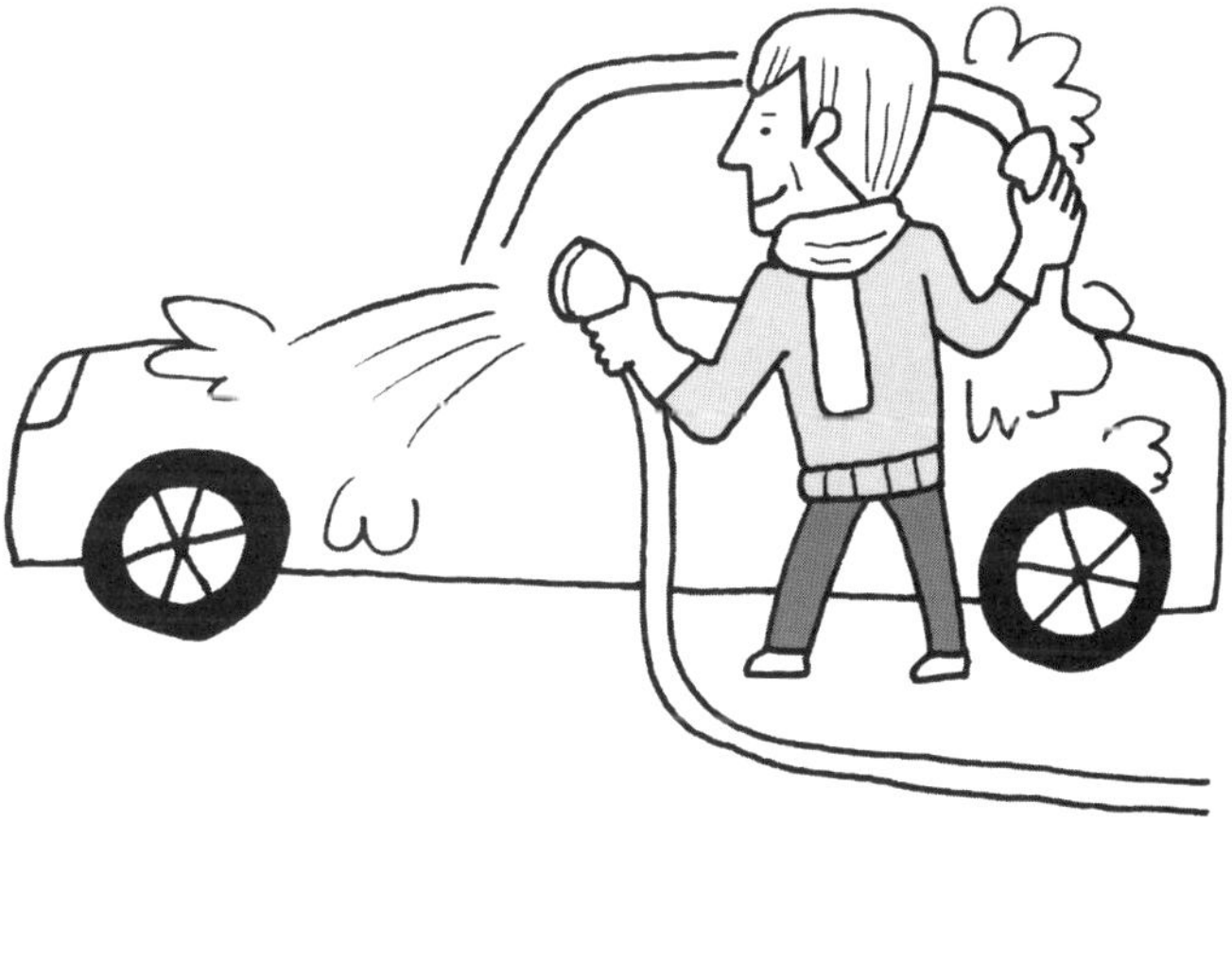

くも膜下出血が起こりやすい気象条件に関する研究もありますので、いくつか挙げてみましょう。

米国・オハイオ州での調査では、1981〜1989年の間に、1487例のくも膜下出血患者が発症し、男性は晩秋に、女性は晩春に多かったとのことです（＊23）。

南アフリカでの2年間に及ぶ調査もあります。60例のくも膜下出血患者について、その発症と気象との関係を調べてみると、前日との気圧変化が10hPa以上であった場合には、明らかな関連性が認められたそうです（＊4）。

気温については、低い気温がくも膜下出血の危険因子であるという報告があります。

3年間で防衛医科大学校病院に入院したくも膜下出血患者151例について、気象因子との関連性について調査した結果では、1年の中で2月にくも膜下出血の発症が多かったとのことです。また、くも膜下出血が発症した日は、発症しなかった日と比較して有意に気温が低かったものの、春に発症した場合には、発症前日との気温差は比較的小さかったそうです。

こうしたことから、これから暖かくなる春には、前日より気温が少しでも下がると、通常感じるより余計に寒く感じられるため、血圧等が激しく変動してくも膜下出血が発生しやすいのだろう、と報告者は考察しています（＊24）。

もうひとつ、全国労災病院において2002～2008年度に入院して治療を受けた脳卒中患者4万6031例のうち、4087例のくも膜下出血患者を調査した結果もあります。その調査では、くも膜下出血は夏場（6～8月）に少なく、春と秋の季節の変わり目に2つのピークが見られたとのことです（＊14）。

以上をまとめると、くも膜下出血の発生は、脳出血ほど気候との関連性ははっきりしないものの、気圧・気温の変化と何らかの関係があるらしいということがわかります。なかでも晩秋、晩春や、気温が低い日には注意が必要だと言えそうです。

くも膜下出血を予防しよう！

くも膜下出血をどう予防するかという話ですが、そもそも、くも膜下出血の発生源である脳動脈瘤があるのかどうか、ということが最も重要です。

40歳を過ぎた頃から脳動脈瘤の発生率は上昇し、脳ドック受診者全体の数％～6％程度に発見されると言われています。脳動脈瘤は、MRA（磁気共鳴脳血管画像）という検査で、ほぼ発見できます。これまでにMRAを受けたことがない方、特に血縁（二親等以内）にくも膜下出血を患った人がいる方は、ぜひ一度、脳ドックを受けられることをおすすめします。

以上をふまえると、くも膜下出血を予防するために、注意すべき点としては次のような内容が挙げられるでしょう。

①天気予報の「明日の気温」「気温較差」に注目。特に10℃以上の気温差には要注意。
②10hPa以上の気圧変化に注意。
③脳出血と同様に、血圧の変動に気をつける。
④冷水での食器洗いや洗車、洗濯を避ける（冷水作業を行うときはゴム手袋を着用する）。
⑤トイレでいきまない（便秘に気をつける）。
⑥重いものを持たない。
⑦激しく興奮しない。激高しない。
⑧激しいくしゃみや咳を避ける。
⑨たばこは吸わない。

②の気圧の情報は、インターネットで調べることができます。⑧のくしゃみや咳はいずれも人体の防御反応ですから、自然に出るものは仕方がありません。しかし、激しくすると脳内の圧を過度に上昇させますので、脳血管の損傷をきたし、脳卒中の原因となることがあります。⑨については、そもそも「ニコチンが脳動脈瘤をつくる」とも言われています。

これらすべてに気をつけるのは大変だと思われる方もいるでしょう。ですが、これらの予防法は、実際にくも膜下出血を起こしてしまった方々の発症時や普段の行動に基づいていています。少しずつ気をつけてみてはいかがでしょうか。

Column

脳卒中フローチャート

さて、あらかじめ自分の脳卒中の危険度を知っておくと、脳卒中予防に有利です。次のチャートで確認しておきましょう。さっそく天気予報を見ながら普段の生活に気をつけてみてはいかがでしょうか。

もし「脳卒中かな？」と思われたら、なるべく早く、近くの病院を受診してください。歩けそうになかったら、躊躇せず救急車を呼びましょう。私の外来には、家で我慢していて1週間以上たってから家族に説得されて来院する人もいます。そのような場合、脳血栓では急性期治療の時機を逸してしまっていて、麻痺や呂律障害などの症状が思うように回復できなくなってしまいます。

手足や顔面・舌のしびれ、手足の脱力感、めまい、呂律障害などが数時間以上続いたら、怖がらずにすぐに病院を受診しましょう。もちろん、目の前が真っ暗になってしまう「脳梗塞の前兆」が現れた場合にも、診察を受けてください。

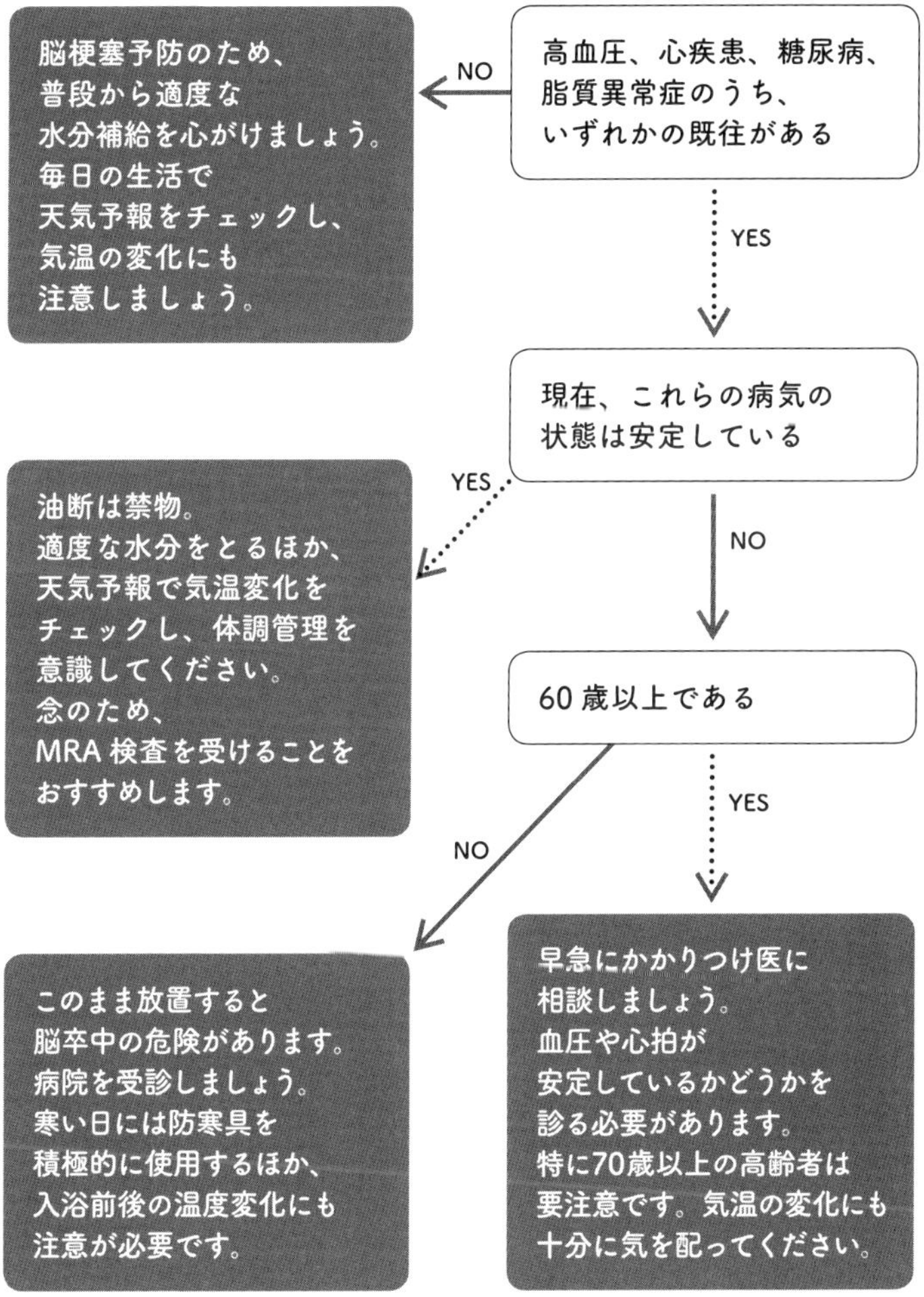
高血圧、心疾患、糖尿病、
脂質異常症のうち、
いずれかの既往がある
NO
脳梗塞予防のため、
普段から適度な
水分補給を心がけましょう。
毎日の生活で
天気予報をチェックし、
気温の変化にも
注意しましょう。
YES
現在、これらの病気の
状態は安定している
YES
油断は禁物。
適度な水分をとるほか、
天気予報で気温変化を
チェックし、体調管理を
意識してください。
念のため、
MRA検査を受けることを
おすすめします。
NO
60歳以上である
NO
このまま放置すると
脳卒中の危険があります。
病院を受診しましょう。
寒い日には防寒具を
積極的に使用するほか、
入浴前後の温度変化にも
注意が必要です。
YES
早急にかかりつけ医に
相談しましょう。
血圧や心拍が
安定しているかどうかを
診る必要があります。
特に70歳以上の高齢者は
要注意です。気温の変化にも
十分に気を配ってください。

6 心臓病も気象病です

心臓病ってどんな病気？

続いて本章では、心臓病を取り上げましょう。心臓病にもいろいろありますが、ここでは、心筋梗塞や狭心症といった虚血性心疾患について見ることにします。

私は、心臓病が専門ではないのですが、私の専門である脳卒中と心臓病には、多くの共通点があります。

まずは、動脈硬化が主な原因であるという点です。動脈硬化は、脳内の動脈や頚動脈だけではなく、心筋に栄養や酸素を運ぶ冠動脈にも起こります。脳梗塞などの病気を患ってしまうと、冠動脈にも動脈硬化による狭窄《きょうさく》が見つかったとか、その逆で、心臓病を患ってしまったら、頚動脈狭窄が見つかったといったことが、日常の診療でしばしば見られます。

ということは、「**動脈硬化の進行予防が、脳卒中と心臓病の両方の予防に有効**」だということになります。

次に、高血圧症の合併が多いという点も共通点として挙げられます。

動脈硬化が進行すると、心臓の負担が大きくなります。なぜなら、動脈硬化で細くなり、抵抗が増した末梢の動脈に血液を送り込まなければならないので、心臓のポンプとしての力がより強く要求されるようになるからです。

心臓の収縮力が強くなると、血圧が上昇し、動脈への圧力もより強くなります。すると次第に動脈壁が硬くなり、結局、動脈硬化がさらに進行することになるのです。

要するに、高血圧症と動脈硬化は、悪循環の関係にあります。高血圧症は、サイレント・キラーと言われ、自覚症状がないまま進行し、いつか突然、脳卒中や心臓病などの重病を発症させ、ときに死に至らしめることがあります。定期健診で高血圧に注意と指摘された方は、自宅で定期的に血圧を測定しましょう。

もし、自宅での平均血圧が140／90㎜Hgをどちらかでも超えるようなら、お近くの内科、あるいは循環器科にまずはご相談ください。

脂質異常症（高コレステロール、高中性脂肪など）や糖尿病、肥満といった生活習慣病との

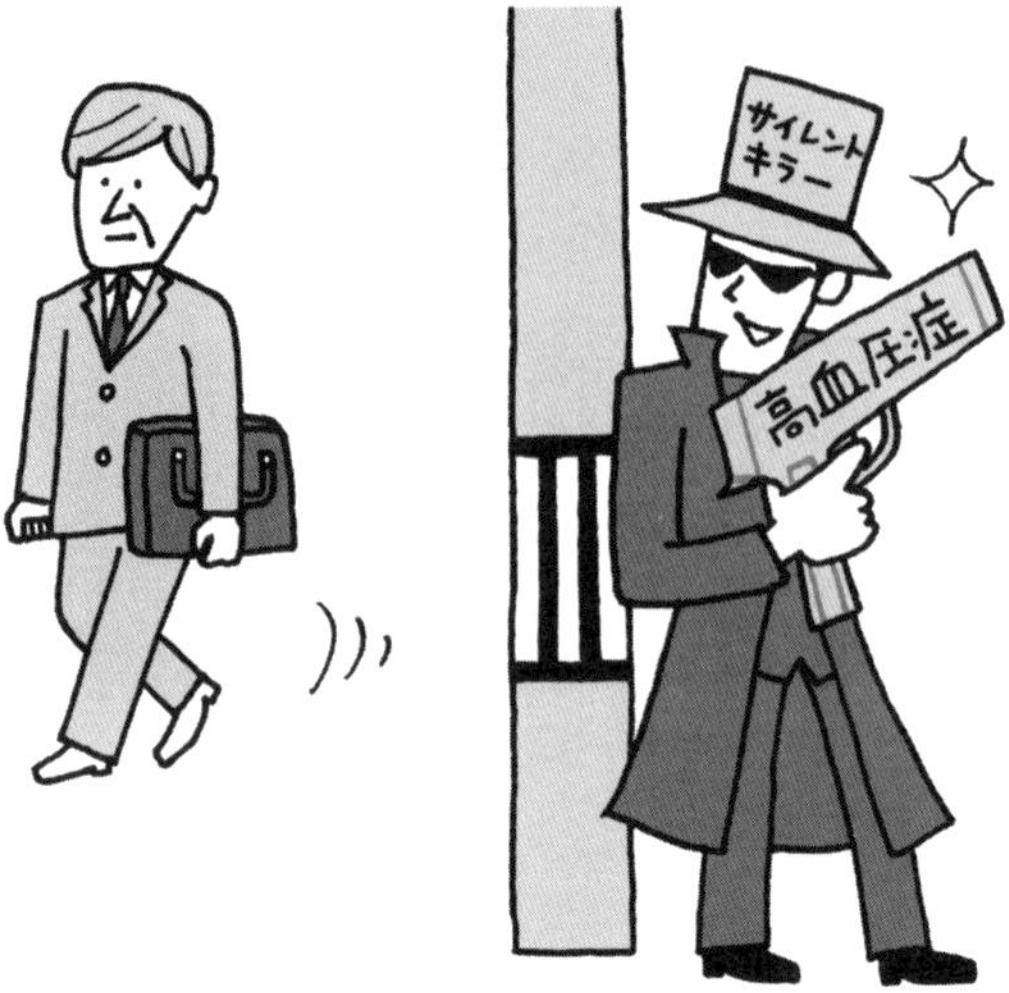

関係が深いことも、脳卒中と心臓病の共通点です。

このような生活習慣病は、動脈硬化を悪化・進行させます。また、喫煙も良くありません。喫煙習慣は、動脈硬化を確実に進行させます。

さらに、高齢者に多いことも、脳卒中と心臓病の共通点です。高血圧症、脂質異常症、糖尿病などの生活習慣病は、年齢とともに増加します。当然、動脈硬化も進行していきます。

一方、心臓病のうち「心房細動」という不整脈も、加齢とともに発生頻度が増加します。心房細動は、前述のように、脳塞栓という比較的重症な脳梗塞の原因となります。このように高齢者の場合、脳卒中と心臓病のどちらも発症しやすいという傾向があるのです。

心筋梗塞と狭心症

では心臓病の中でも、心筋梗塞と狭心症を中心に、もう少し詳しく見ていくことにしましょう。

◉心筋梗塞

まず心筋梗塞から説明していきます。心臓は、心筋という筋肉の塊でできたポンプです。通常、1日に8〜10万回以上収縮し、1回の収縮で70〜80mLの血液を体全身に送り出しています。心筋に栄養や酸素を運ぶ血管が冠動脈です。ですから、冠動脈の血流が悪くなると、心臓の動きが悪くなっていきます。

冠動脈が詰まってしまい、心筋細胞が壊死に陥ってしまう病態が心筋梗塞です。原因のほとんどは動脈硬化です。男性に多く、30代でも発症することがありますが、50代以降の中高年に多発します。死亡率は、5~30%程度と言われています。

症状は、冷汗を伴う突然の胸痛が特徴的です。前胸部が「うっ!」と苦しくなります。ただ、痛みを伴わず、違和感のみの場合もあるので注意が必要です。そのほか、息苦しさや不安感を伴ったり、手足に力が入らず、めまいがして気が遠くなり、動けなくなってしまったりということがあります。

これらの症状は、15分以上続きます。発症直後には、不整脈が出現して心停止することがあり、このような場合には、自動体外式除細動器(AED)が有効です。

◉狭心症

狭心症は、冠動脈が細くなって心筋組織への血流が不足し、心筋組織がダメージを受けることによって起こります。締めつけられるような胸痛を伴う一連の症候をまとめて、狭心症と言います。

冠動脈が詰まった状態の心筋梗塞と違い、狭心症は、冠動脈の一時的な血流不全によるものなので、通常は、5~15分以内に症状が治まります。

狭心症には、大きく分けて「労作性狭心症《ろうさせいきょうしんしょう》」と「安静時狭心症《あんせいじきょうしんしょう》」があります。

労作性狭心症は活動時に起こる狭心症で、主な原因は冠動脈の動脈硬化です。活動時には安静時よりも心臓の動きが激しくなるので、より多くの血流が必要となります。けれども、冠動脈が動脈硬化などで細くなっていると、十分な血流量が確保できず、心筋組織が酸素不足となってしまい、心筋組織がダメージを受けやすくなってしまうのです。

安静時狭心症は、寝ているときや静かにしているときに起こる狭心症です。深夜から早朝にかけて冠動脈が突然、縮んで細くなってしまうことなどによって発作が生じます。

いずれにせよ状態がさらに悪化すると、冠動脈の血流が悪くなり、心筋細胞が壊死に陥ってしまうので、心筋梗塞を起こしてしまうことがありますし、不整脈を併発して、心臓が止まってしまうこともあります。ですから、血管が完全に閉塞しないように、「ニトロ」と呼ばれる血管拡張剤を舌下投与（舌の下に薬を置き、だ液で溶かして口腔粘膜に急速に吸収させる方法）したり、薬がしみ込んだ貼り薬を毎日皮膚に貼り付けたりします。

死亡率は0.5～数%と言われ、心筋梗塞よりは低いのですが、やはり心臓の病気ですから、突然死を起こし得るこわい病気のひとつです。

狭心症の原因のひとつに、冠動脈の攣縮《れんしゅく》というものがあります。攣縮（血管攣縮）とは、血管壁が内側に縮んで内腔が一時的に細くなる現象を言います。この「一時的に」というのがポイントで、動脈硬化のように、細い状態が継続するわけではありません。一時的に細くなった後に、もとに戻るのが特徴です。

しかし、血管が細くなったときには当然、血液の流れが悪くなります。血液の流れが悪くなると、そこから先に栄養や酸素が届かなくなるので、組織がダメージを受け、機能が低下し、ひどい場合には組織が壊死に陥ってしまいます。

ちなみに、脳にも、脳血管攣縮というものがあります。これは、くも膜下出血を起こした後、4日目から14日目の間にかけて脳内の動脈が細くなるという特異な現象で、ひどいと脳梗塞を起こしてしまうことがあります。生死にかかわる重大な合併症のひとつです。

冬に起こりやすい心臓病

心筋梗塞や狭心症といった心臓病の発症には、季節性があることが知られています。

寒い冬に圧倒的に多いと言われているのです。

2000年の全国調査によれば、月別の急性心筋梗塞による死亡者数は、6〜9月が最も少なく、12〜3月に最も多いことがわかりました（＊5）。もちろん、夏に起こらないわけではないので、年間を通して注意は必要ですが、冬は、低温による刺激で起こりやすくなるので、特に注意が必要なのです。

また、低温による刺激は、血圧を上昇させることがわかっています。

冷気に反応するのは、人間が恒温動物だからです。心臓を中心とした体幹の温度を一定に保たなければ、体内の酵素やホルモンが正常に機能せず、脳や心臓の活動にも不具合が生じるようになるのです。

冷覚刺激が人間の血圧を上昇させるのは、主に次のような3つの反応によるものと考えられます。ちょっと専門的ですが、解説していきましょう。

1つめは、血管平滑筋《けっかんへいかつきん》という、血管の壁を構成する筋肉への直接刺激です。冷気が肌に触れると血管平滑筋が収縮するのです。血管平滑筋が収縮すると、血管も縮むので、末梢の血流が悪くなったり、血圧が上がったりします。末梢の血流が悪くなると、組織が障害されて痛み物質が放出され、痛みを感じるようになります。血圧が上がるのは、血管の収縮により血流が悪くなるので、より多くの血液を送り出して血流を良くしようと、心臓がより強く収縮するためです。

2つめは、交感神経の活性化です。人間の皮膚の下には、毛根の近くに自由神経終末と呼ばれる神経の細かい枝が分布しており、それらと並んで感覚受容器という、いわばセンサーがたくさん存在しています。そのセンサーは、温覚、冷覚、痛覚、触覚、圧覚、振動覚といった感覚の種類ごとに外界の反応をキャッチして、その情報を末梢から中枢方向へと送信する役目があります。肌に冷気が触れると、その冷覚刺激を受容器がキャッチして中枢方向へと伝わり、交感神経が活性化されるのです。交感神経は、末梢の血管を収縮させる働きがあるので、結局、前述のようなメカニズムで血圧が上昇するのです。

3つめは、視床下部という自律神経の中枢への刺激です。冷覚刺激は大脳の感覚野へと伝わり、私たちは「寒い！」と感じます。すると、そこから同じ大脳にある視床下部に情報が伝わり、視床下部から末梢の交感神経へと指令が伝えられるようになるのです。この場合も、交感神経が活性化されますので、血圧が上昇することになります。

以上のような反応は、別々に起こるというよりは、同時進行で起こります。ですから、冷気に触れると血圧が上がるのです。

もっとも、すべての人の血圧が上がるというわけではありません。血管が柔らかい若年者や子供は、全身の血管が伸び縮みしやすいので、交感神経が活性化しても、血圧はあまり上昇しません。

注意しなければならないのは、高齢者です。特に、動脈硬化が進行した高齢者は、冷覚刺激によって血圧が過度に上昇することがあるので、より慎重に行動しなければなりません。

血圧が上がるのは、心臓の収縮力が増しているからなので、血圧が上昇しているときには心臓への負担が大きくなります。すると、心筋への血流量も増やさないといけないので、もし冠動脈がすでに動脈硬化で細くなっているとしたら大変です。心筋への血流供給が運動量に追いつかず、心筋がオーバーヒート、壊れてしまうのです。

心臓病はこんな日に気をつけよう

では、心臓病が特に起こりやすい気象条件はどのようなものなのでしょうか。いくつかの研究から見ていきましょう。

２０００年10月から２００４年12月までの間に、鹿児島県内の26施設に入院となった心筋梗塞患者９２９例のうち、発症から12時間を超えたケースや、離島在住のケースを除いた６１１例について、平均気温や気圧、湿度、前日との較差、日内気温差、最高気温、最低気温などの気象条件と発症との関係を調査した報告があります。この調査では、心筋梗塞患者が１日３例以上発生した日と、１日２例以下の日とを比較して検討しています。

その結果、発症した日と発症前日、発症２日前のそれぞれにおいて、日内気温差が有意に大きいことがわかりました。どの程度の気温差に注意すべきかについて統計学的に調べると、9.4℃以上の気温差があると、感度（陽性となるべきものを正しく陽性と判定する確率）89％、特異度（陰性となるべきものを正しく陰性と判定する確率）87％の予測で、心筋梗塞が１日３例以上発生しやすいということになるそうです（＊30）。

つまり、１日9.4℃以上の気温差があると、その日か１日後、あるいは２日後に心筋梗塞を発症してしまう可能性が高くなるということです。

また、１９９２年から２００３年にかけて、横浜市内において救急搬送され、虚血性心疾患と診断された１万２８３８例のデータをもとに、気象条件（日平均気温、日平均相対湿度、日平均気圧）と救急車搬送発生との関連を調査した報告もあります。もうひとつ、2004年4月から2005年5月までの間に横浜市内の3次救急医療機関に来院し、狭心症または心筋梗塞と診断された328例のデータをもとに、日平均気温と来院との関連性を検討した報告も、併せて挙げておきましょう。

その2つの調査結果では、救急車搬送の発生数と日平均気温とは、有意な負の相関が認められ、3次医療機関への来院は、日平均気温が15℃未満、または25℃以上で多くなる傾向が認められました（＊26）。つまり、寒すぎても暑すぎても、虚血性心疾患に注意が必要ということになります。

さらに気圧についても関係性が見られています。

1993年から2002年までの10年間に、広島市消防局が救急車で搬送した心筋梗塞患者3775例について、その発症と気象条件との関係について解析した報告では、心筋梗塞の発症には、気象条件、特に気圧と気温の変化が深く関与していることが明らかとなりました。

具体的には、平均気圧が1005hPa以下で、かつ、平均気温が10℃以下の日に、心筋梗塞が多発する傾向が見られたということです。また、天気図型との関係にも注目した

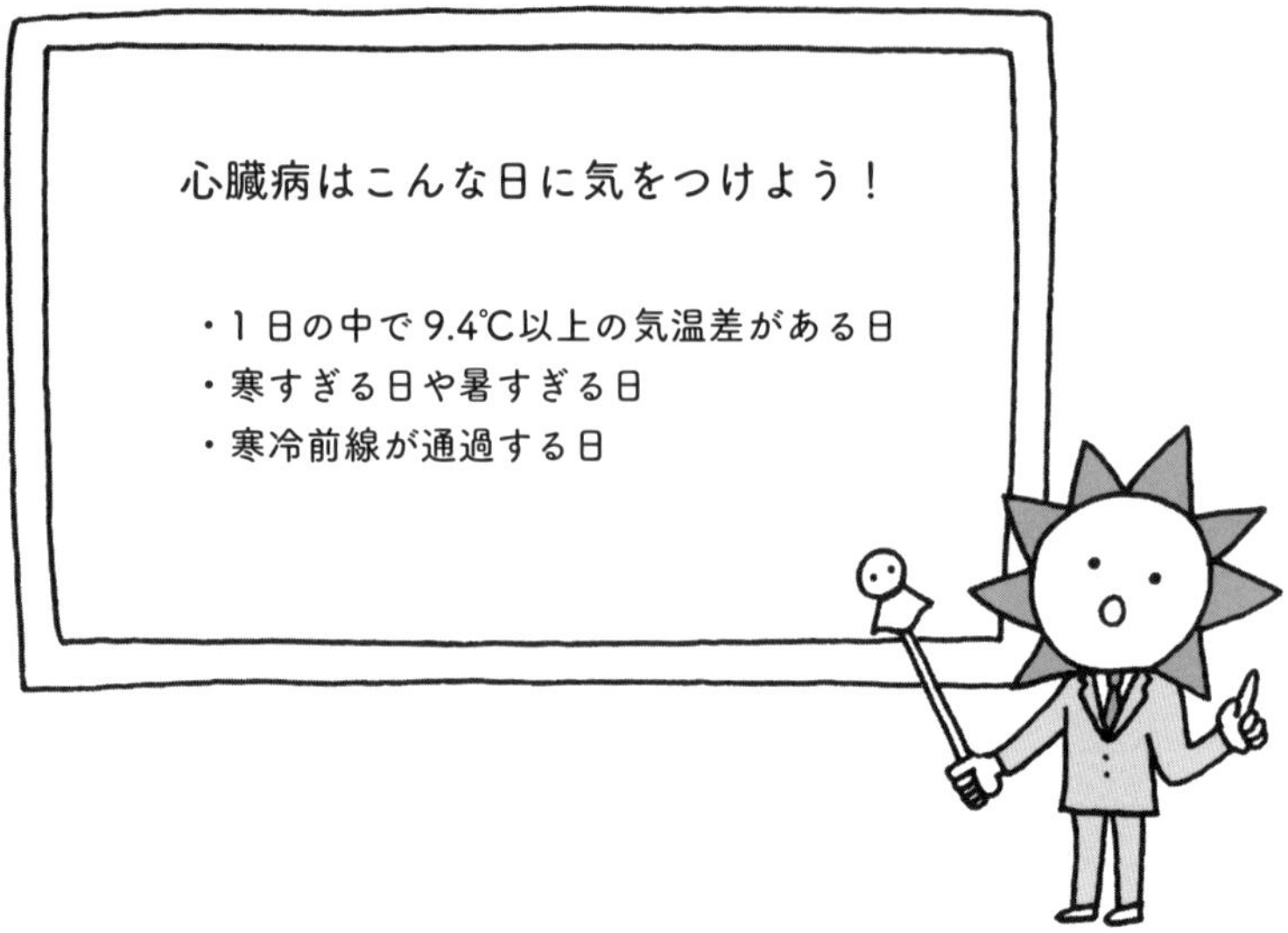
心臓病はこんな日に気をつけよう！
・1日の中で9.4℃以上の気温差がある日
・寒すぎる日や暑すぎる日
・寒冷前線が通過する日

ところ、寒冷前線が通過するときに、1日2件以上の心筋梗塞が100%発生していることから、寒冷前線の通過にも警戒を呼びかけています（＊5）。

寒冷前線が通過すると、風向きが北寄りに変わり、気温が急降下します。天気も、ときに雷雨やひょうが降るなど、荒れ模様になります。

以上をまとめると、心臓病に気をつけたほうがよい日は、上のボードに示したような日と言えます。天気予報を見て、このような気象状況があてはまる日は、特に注意したほうがよいでしょう。

Column

人類は変化している①

がん患者総数の増加

人間は恒温動物であるという大原則に加え、周囲の環境に順応していくという特性も持っています。これは、数百万年の進化を遂げてきたという長い人類の歴史が物語っていますし、種の保存という生物としての本質にも必要不可欠な特性です。

では、近年の環境変化（気象の変化を含む）で、人類は変化しているのでしょうか。私は、医師として、人類の変化を感じざるを得ません。

その理由のひとつが、がん患者総数の増加です。わが国の死因疾患として、悪性新生物（がん）は年々増加しています。

がんを臓器別に見てみますと、肺がんや大腸がん、すい臓がん、膀胱がん、皮膚がんなどによる死亡者数は、男女ともに増加傾向にあります。

また、がん罹患数（がんと診断された人数）は、2011年の国立がん研究センターがん対策情報センターの統計によれば、胃がん、大腸がん、肺がん、前立腺がん、乳がんの順に多いとされ、その総数は年々増加傾向にあります。

がんが増えているのは、高齢者が増えているのが主な原因と考えられています。しかし、高齢化の影響を取り除いても、がん全体の罹患率は年々増加しています。

たとえば、乳がんの罹患率は、30年前はいずれの年代も人口10万人対40〜60人で、大差はなかったのですが、２００８年に80代は約2倍に増加しているのに対し、40〜60代は約3倍に増加しています。30代でも約2倍に増加していますので、年齢別の乳がん患者数は、60代以下の比較的若年層の増加が目立っています。

もちろん、乳がん検診の普及などによるところが大きいのかもしれませんが、若年で乳がんが発生しやすくなったという、「人間の体質そのものが変化している」可能性は否定できないように思います。

そして、もし人間の体質が変化してきているとしたら、食生活を含む生活習慣の変化はもちろんですが、気象も影響しているのかもしれません。

主な死因別にみた死亡率の年次推移

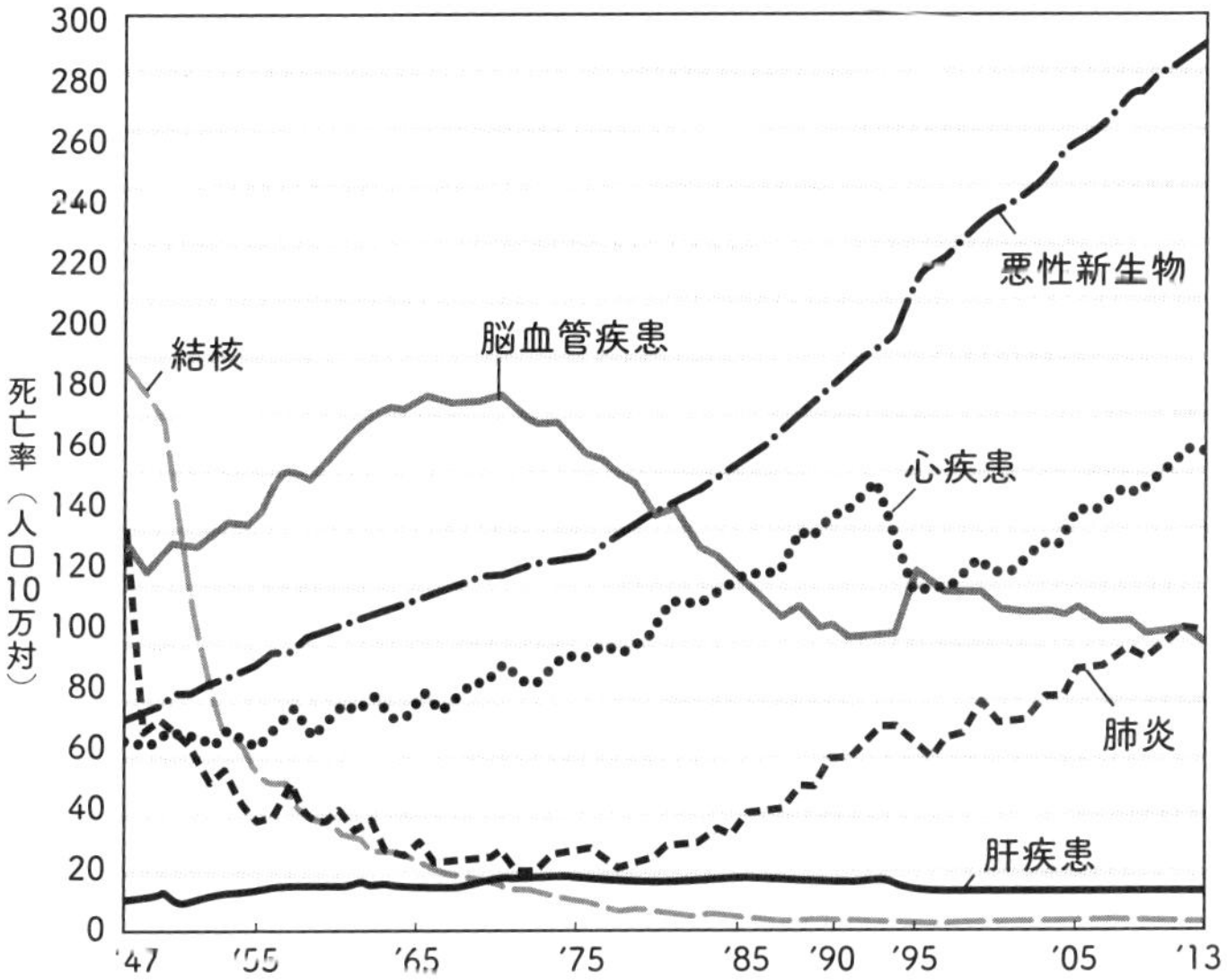

〈出典〉厚生労働省：平成 25 年人口動態統計月報年計（概数）の概況より作成

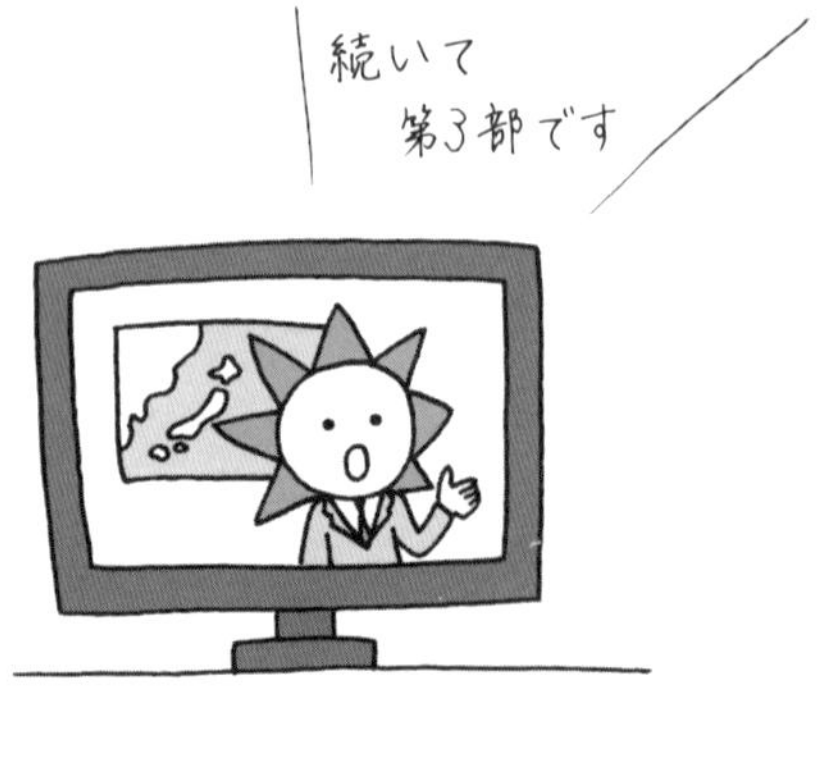
続いて
第3部です

第3部

あの身近な症状も!

まだまだある気象病

7
オゾンホールと白内障・皮膚がん

白内障や皮膚がんの発症には、オゾン層という、地球規模の気象変化をもたらす大気層が関係しています。ですから、ここでは、白内障と皮膚がんも、広い意味での気象病に含めて、話を進めさせていただきます。

オゾンホールって何？

大気中の成層圏（高さ約10～50㎞）と呼ばれる層の中に形成されるオゾン濃度の高い層域（高さ約20㎞）、それがオゾン層です。近年、

「オゾン層が危ない」

「フロンガスがオゾン層を破壊する」

などと、新聞で騒がれていたことがありました。

オゾンとはまず、酸素分子（O_2）が紫外線によって分解され、次に、分解されてできた酸素原子（O）の1つがほかの酸素分子（O_2）と結合することによってできた「イオン」です。要するに、酸素原子が3つ結合したもので、O_3と表記します。状態が不安定で、再び紫外線で分解され、より安定な酸素分子になったりしています。このとき、紫外線がオゾンに吸収されます。

したがって、オゾンは、太陽からの過量の紫外線を吸収してくれるという、大変ありがたい役目を果たしてくれているのです。

ところが、フロンガスなどによりオゾンが分解・結合され、オゾン層が破壊されてしまうという現象が観測されるようになり、大きな話題となりました。オゾン層減少の最も著明な状態が「オゾンホール」です。

オゾンホールとは、名前のごとくオゾンの濃度が極めて薄いがために、あたかも穴が開いているかのように見える現象のことです。特に南極上空で見られる現象ですが、近年では北半球でも観測されています。

オゾンホールが注目されるようになったのは、つい最近の出来事のように思っている人も多いと思いますが、実は1970年代からすでに観測されており、現在までに確実に進行しています。南極に近いオーストラリアや南アメリカ大陸では、皮膚過敏症・光線過敏症（日焼けで水ぶくれになってしまうこと）が増えており、オゾンホールと関係があると認められています（＊27）。

つまり、オゾンホールの拡大によって、紫外線が人体に強い影響を及ぼすようになってきているということです。

気象庁は、南極上空のオゾンホールの大きさの変化を長期的に比較したデータを公表しています。それによると、左の図のように、1980年代から1990年代半ばにかけて急激に大きくなり、2000年以降、拡大傾向は落ち着いてきたようです。例年、8〜9月頃に発生して急速に発達した後、11〜12月頃に消滅するという季節変化を示しています。2014年は、9月15日に最大面積となり、南極大陸の約1.7倍の大きさに達したとのことです。

一方、地球上のオゾン全量は、1980年頃から減少し、2000年以降にほぼ横ばいとなりましたが、依然として少ない状態が続いています。

オゾンホールが拡大すると、私たちは多くの紫外線を体に浴びることになります。

南極オゾンホールの年最大面積の経年変化

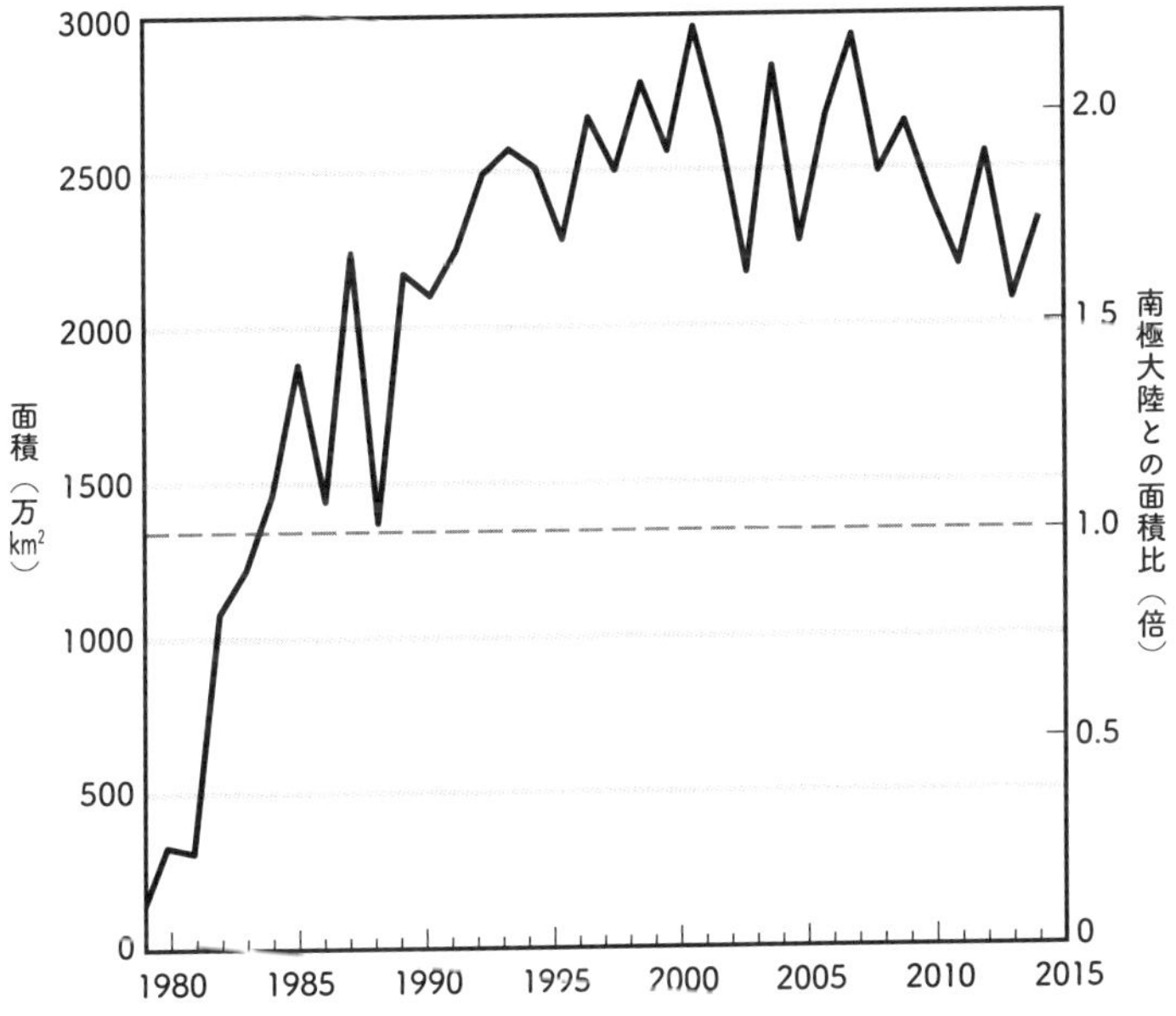

〈出典〉気象庁：南極オゾンホールの年最大面積の経年変化（気象庁ホームページ）より作成

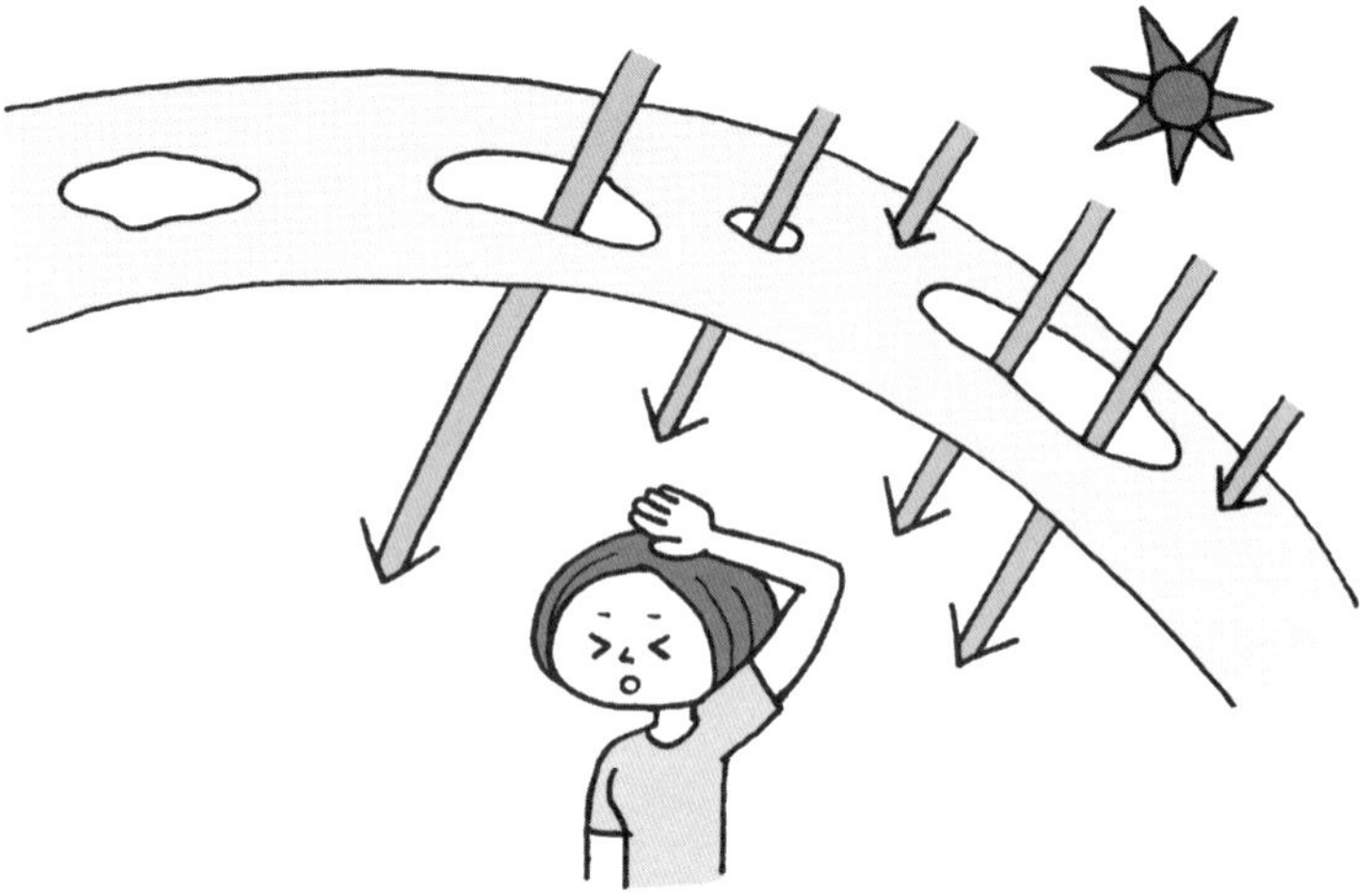

紫外線は皮膚がん、強い日焼け、免疫力低下、白内障など、人体にさまざまな悪影響を及ぼします。

もちろん、カルシウムの吸収を促進したり、殺菌効果を発揮したりするなど有益な面もあるのですが、オゾンホールの拡大のために強力にパワーアップしてしまった紫外線は、もはや悪玉と言わざるを得ません。

やはり私たちは、この紫外線からいかにして身を守っていくかということに目を向けないと、数十年後には、白内障や皮膚がんの患者が急増するという事態も、ひょっとしたら起こり得るかもしれないでしょう。

医学論文でも、白内障と皮膚がんの発生は、オゾン層の減少と密接な関係があると考えられているようです。それを次に説明していきましょう。

オゾンホールと白内障・皮膚がんの関係

白内障とは、水晶体という眼球を構成する凸レンズ状のものが、加齢とともに変性して、白く濁って目が見えにくくなる状態のことです。ですから、年をとれば誰でもなる病気です。

ただ、加齢以外に、紫外線や、糖尿病、アトピー、喫煙、過度の飲酒、酸化ストレスなどが白内障を加速・進行させることがわかっています。

特に近年、オゾン層の減少と白内障との関係が強調されるようになってきました。このことは世界的にも注目されているようです（*28、29）。

それでは、オゾンの減少と白内障の発生について書かれた医学論文から、その関係について見ていきましょう。

オゾンの減少と白内障の増加には相関性があり、成層圏のオゾンが1%減少するごとに、0.3〜0.6％白内障が増加するという報告（＊30）や、オゾンが10％減少すると白内障は6.8％増加するというスイスでの報告があります（＊31）。

一方で皮膚がんも、近年世界的に急増しているようです。私たち日本人にはあまりピンときませんが、まずは、人種による違いを見てみましょう。

国際がん研究機関（ＩＡＲＣ）による報告（２００２年）によれば、皮膚がんは、スイスやスペインなどのヨーロッパに多く、がん部位別罹患率を見ると、いずれの国においても、大体1位から3位までの間に入っています。

つまり皮膚がんは、どうも白人が主体の欧州諸国に多いと言えそうだということです。また、いろいろな人種が生活しているハワイを見てみますと、日本人や中国人といった黄色人種では、前立腺がん、肺がん、結腸がん、直腸がん、リンパ腫などが多いのですが、白人では、代表的な皮膚がんのメラノーマ（悪性黒色腫）が前立腺がん、肺がん、結腸がんに次いで多くなっています。これは、メラノーマが白人にできやすいということを意味していると考えられそうです。

次に国を絞って見てみましょう。南半球の、特にオーストラリアやニュージーランドでは、皮膚がん（特にメラノーマ）が激増しているようです。累積罹患率を見ると、オーストラリアの男性では、前立腺がん、結腸がんに次いで3位、女性では、乳がんに次いで2位と報告されています（ＩＡＲＣの報告）。

一方、日本の男性の部位別がん罹患数は、1位・胃がん、2位・前立腺がん、3位・肺がん、女性は、1位・乳がん、2位・大腸がん、3位・胃がん（2011年統計）ですから、オーストラリアと日本では、皮膚がんのかかりやすさが大きく異なっているようです。人種による違いが大きいと思われますが、やはり、南半球におけるオゾンホール拡大の影響も考慮する必要があるでしょう。

では、日本人の皮膚がんは、今後増えていくのでしょうか。そこで、「がん情報サービス」（http://ganjoho.jp/public/index.html）で調べてみました。

すると、やはり皮膚がんによる死亡者数が、日本でも増え続けていることがわかりました。1958年から1993年頃までは毎年600〜700人程度だったのが、1995年頃から増加し、2013年には1500人程度に倍増していたのです。

また、人口10万人対死亡率を見ても、1958年から1993年にかけては減少していましたが、1995年頃から、男女ともに増加傾向に転じています。ただ、年齢を調整すると、人口10万人対死亡率は1958年から1993年にかけて減少し、1995

年頃からは、ほぼ横ばいの状態です。

つまり、年齢調整死亡率はほぼ横ばいなのですから、近年の皮膚がんによる死亡者数の増加は、高齢者数の増加、すなわち高齢化社会の影響を受けているということが考えられます。

もっとも、1993年頃までは死亡率が減少していたのに、1995年頃からほぼ横ばいになったということは、近年、皮膚がんは治りにくくなってきた、あるいは、増えてきた可能性があります。年齢調整罹患率（人口10万対）を見てみると、過去40年で2から5.5へと2倍以上に増加しているので、年齢にかかわらず、皮膚がんの患者数は増えているということでしょう。

以上から、日本人の皮膚がんは、今後も増えていく可能性が高いと言えそうです。

続いて、紫外線と皮膚がんに関する論文（＊32）を紹介しておきます。この論文は、日本全国の皮膚がんの罹患状況および死亡数などを各種統計データから調査し、緯度との関係を検討したものです。

検討の結果では、日本人では皮膚がん罹患率、死亡率ともに緯度との間に有意な相関は見られず、紫外線による皮膚がん発生の仮説は成立しない、とする一方で、現時点での皮膚がんの疫学データは精度、分類法などの点で決して満足できるものではなく、今後の改善が必要だと付け加えられています。

ただ、これは10年以上前の論文です。近年の皮膚がんの増加傾向は、紫外線が原因ではないと言い切ることは難しいかもしれません。

白内障と皮膚がんの予防法

地球上の有害な紫外線を減らすためには、オゾンホールの拡大を食い止めることが何よりも重要です。しかし現在のところ、フロンガスなどのオゾン層破壊物質の使用を禁止する以外に、有効な方策は見つかっていません。となると、私たち一人ひとりが、紫外線から身を守る術を施さなければなりません。

では、どのように身を守ればよいのでしょうか。

まず、白内障の予防法について言及している論文を紹介しましょう。それによると、紫外線から目を守る効果は、メガネの「フレームの形」に大きく左右されるということです（＊33）。

おそらく、目をすっかり覆うようなタイプのUVブロックレンズのサングラスが有効なのだと考えられます。そういえば、最近街でよく見かけますよね。実は、日本白内障学会のウェブサイト（http://www.jscr.net/index.html）上でも、白内障予防のためにこのようなサングラスの装着を推奨しています。

ただし、色が濃すぎるレンズは、あまり好ましくないでしょう。なぜなら、視野が暗いと瞳孔が大きくなるために、水晶体がより多くの紫外線を吸収してしまうからです。

なお、前述のように、白内障は水晶体の「老化」でもあります。ですから、糖尿病や喫煙に注意し、動脈硬化の進行予防、すなわち生活習慣病の予防も、白内障の予防に極めて重要であることを忘れないようにしましょう。

皮膚がんの予防法については、皮膚が露出するところに日焼け止めクリームをこまめに塗るという方法がベストです。シミの予防にもなりますので、紫外線が強い日には、日焼け止めを忘れないようにしましょう。

また、ビタミンCを十分に補給することも、メラニン（皮膚の下にある黒い色素）の生成が抑えられるので、がん予防、シミ予防に有効だと言われています。

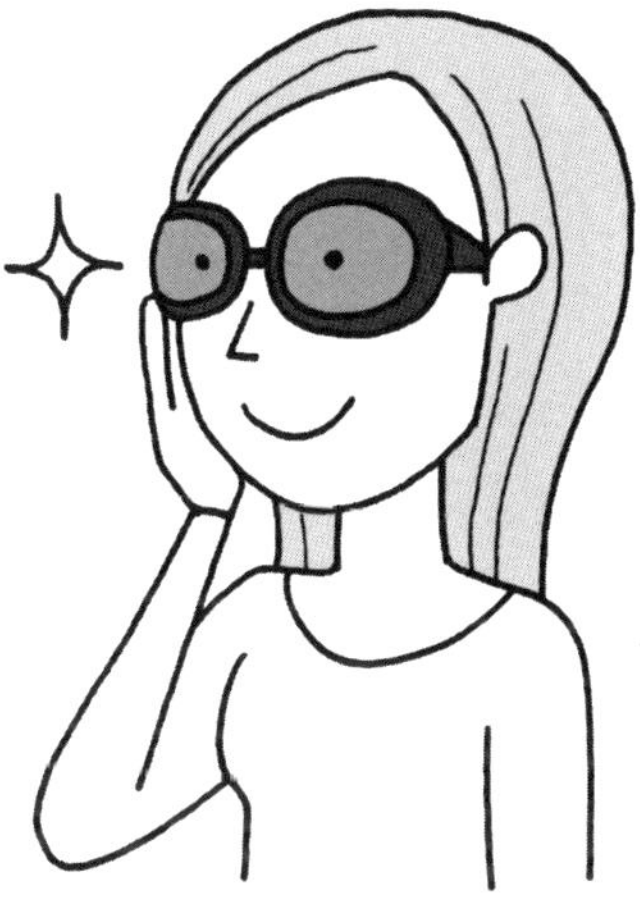

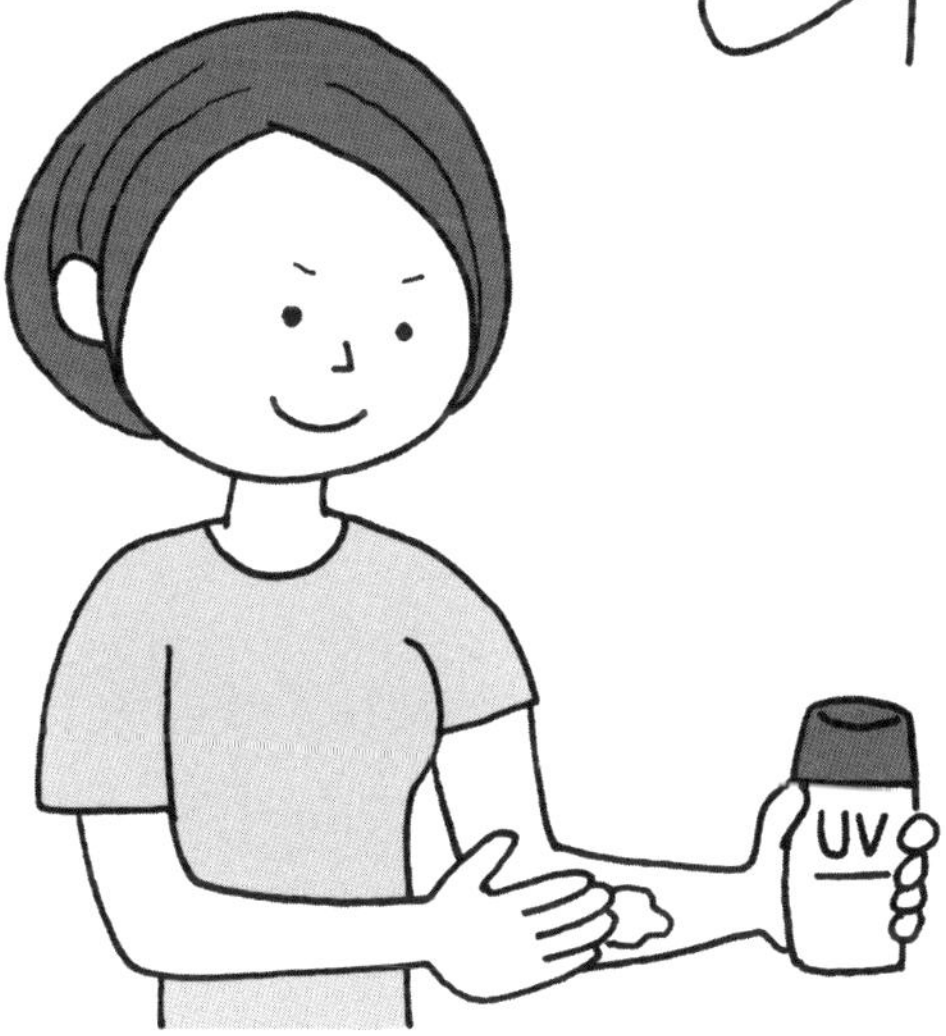
UV

8 天気と深い関係の片頭痛

生活に支障をきたす片頭痛

みなさんの中には、低気圧が近づくと頭痛がしたり、じめじめした日には古傷がうずいたりする、という方もいると思います。

実際、2004年にテルモという医療機器会社が行った、健康と気象に関する一般生活者の意識調査では、なんと81%の人が「気象や季節の変化」と「体調」は関係がある、と答えています。さらに73%の人が、気象の体調への影響を、実際に経験していると回答し、なかでも疾病者は、約90%が経験しているという結果になったそうです。

特に「片頭痛」は、多くの人が気象との関係を体感しているのではないでしょうか。

片頭痛の患者さんは、日本全国に約800万人いると言われています。ここで言う「片頭痛」とは医学的な病名を指し、単なる片側の頭痛というわけではありません。チカチカしたギザギザ模様が見えたり（閃《せん》輝《き》暗《あん》点《てん》と言います）、肩が張ってきたり、あくびが出るといった、

「あっ、そろそろ頭痛が起きそうだな」

という本人にしかわからない前兆がしばしば見られ、その後、ガーっという頭痛の波が押し寄せて、ときには嘔吐を伴い、寝込んでしまって生活に支障をきたす頭痛のことを、医学的な病名として「片頭痛」と言います。そして、その後数日以内にはケロッと治ってしまうのが特徴です。

このような「頭痛もち」の人にとっては、発作が起こるとつらくて大変な1日を過ごさねばならず、いかに頭痛を抑えるか、いかに頭痛を予防するか、ということがとても大事なのです。

現在では、日常生活で、赤ワイン、チーズ、チョコレート、ヨーグルト、アルコール、オリーブオイル、ハム、ソーセージといった食材を摂りすぎたり、翌日の昼頃まで寝るなどの過剰な睡眠をとったりといった、食事・生活習慣が片頭痛と関係しているということがわかっています。また、女性の場合、母親からの遺伝や生理との関連なども

知られています。

２００１年頃からは、片頭痛の新しい治療薬（トリプタン製剤と言います）が発売され、患者さんにとってはまさに救世主となっています。片頭痛でお悩みの方は、医療機関を受診してください。

片頭痛が起こりやすい日をチェックしよう

では、いくつかの論文から推測される、片頭痛が起こりやすい条件と、そのときの注意点を挙げてみます。どのような天気の日に頭痛が起こりやすいのかという予測がつけば、事前に対策を講じることができるのではないでしょうか。自分にあてはめてみて、少しでも役立てていただければ幸いです。

①春・秋は片頭痛の季節！

１９９４年の報告によると、片頭痛の原因としては、ストレス（62％）、天候の変化（43％）、食事を抜く（40％）、まぶしい日光（38％）などが挙げられるということです。さ

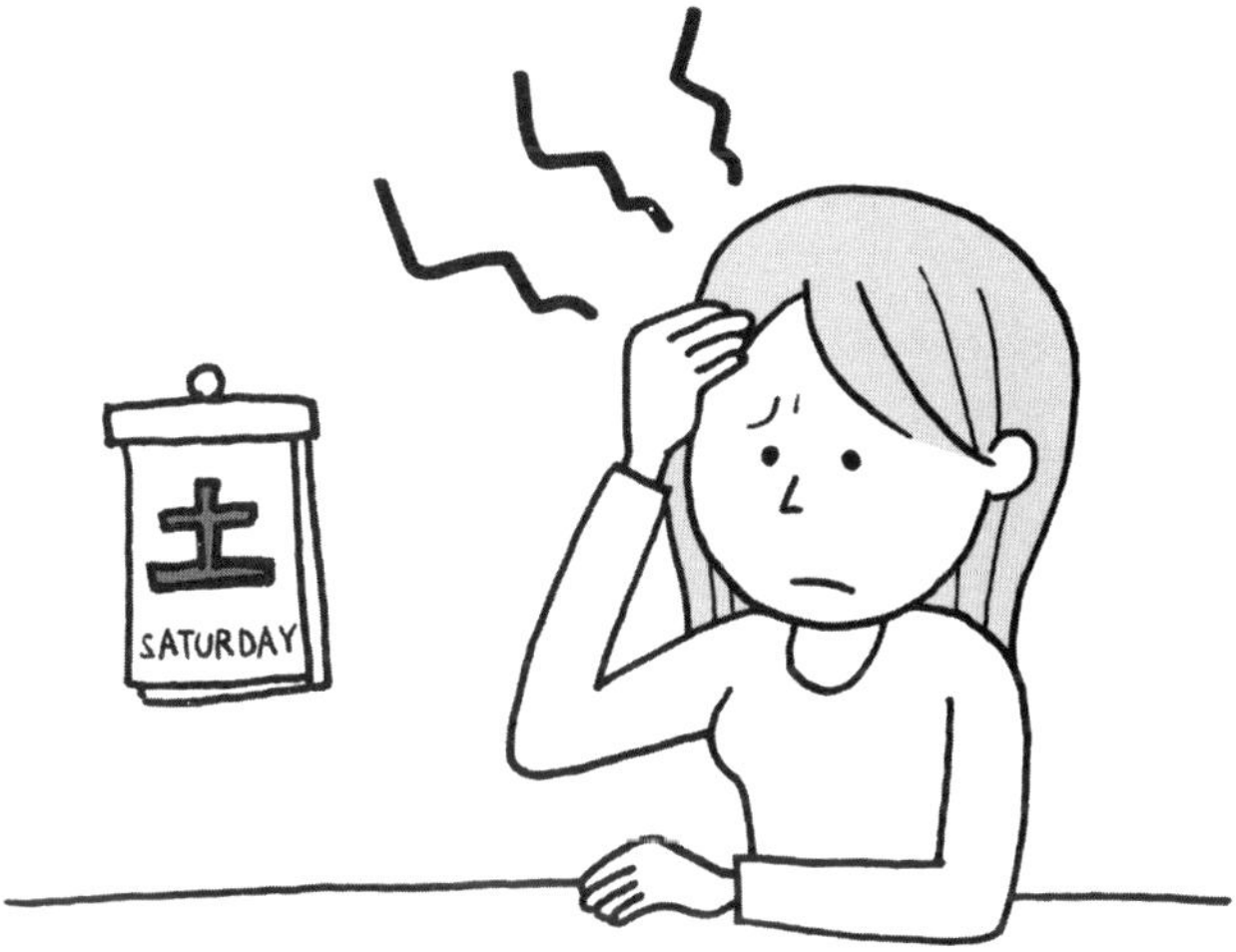

らに季節で見てみると、春（14％）が最も多く、次いで秋（13％）、夏（11％）、冬（7％）の順でした（＊34）。

②片頭痛は土曜日に多い？

1996年のフランスでの調査では、304人の片頭痛患者を1年間経過観察しています（＊35）。

すると148人にのべ4421回の急性頭痛発作が見られ、気象因子（気温、風、気圧、天気、湿度、月齢）との関連を検討したところ、いずれの因子にも有意差は見られなかったそうです。ただし、曜日で見てみると、土曜日に最も発作が起こりやすく、逆に、月曜・火曜日には発作が少なかったということです。

片頭痛は、休日などストレスから開放されたときによく起こることが知られているので、この報告はそれと合致しています。そのほか、昼寝をしたり、寝すぎたりしても誘発されます。ですから、休日と言えども、家でずっとゴロゴロするのは片頭痛にはよくないということです。

③フェーン現象は片頭痛と関係あり？

カナダのロッキー山脈東側には、チヌークと呼ばれる強風が吹きます。フェーン現象による暖かい風で、気温が短時間で10～20度急上昇することもあるそうです。2000年のカナダの報告では、チヌーク前とチヌークの最中には片頭痛発作が起こりやすく、特に強風(時速38km以上)のときにはその傾向が顕著だったということです(＊36)。

日本では、山形や甲信・東海地方などでフェーン現象がしばしば見られます。ひょっとしたら、日本でもフェーン現象のときには片頭痛に用心しないといけないかもしれません。

④嵐の日や冷え込むときにはご用心！

2001年にドイツで行われた1064人に対するアンケート調査を紹介します（＊43）。天気と病気との関連性について調査を行ったものなのですが、天気と最も関係が深かった症状は頭痛（61％）という結果になりました。そして、嵐（30％）や冷え込むとき（29％）に症状が悪くなる傾向が見られたそうです。

⑤ストレスには特に気をつけましょう！

100人の片頭痛患者に調査を行った2002年のポルトガルの報告によれば、片頭痛の原因は、ストレスが最大（76％）で、次いで不眠（49％）、空腹（48％）、環境因子（47％）、食物（46％）、生理（39％）、疲労（35％）、アルコール（28％）、寝すぎ（27％）、カフェイン（22％）、運動（20％）、頭部外傷（20％）、旅行（4％）、性交（3％）、喫煙（1％）となったそうです（＊38）。天気とはちょっと離れてしまいましたが、このような要因を避けるのも、片頭痛予防には重要です。

Column

「イライラ」も気象病？

日常におけるイライラ感のような、気分の乱れも気象変化が関係していることがあります。イライラが溜まると、ストレスとなって、ときにはうつ病などの精神疾患に発展する可能性もあるので注意が必要です。

特に女性の場合、20代以降は、月経前症候群や、妊娠・出産などによって片頭痛を起こしやすいと言われています（＊39）。片頭痛は、ストレスやイライラ感を伴うことが多い疾患のひとつです。

片頭痛の章では、チヌークと呼ばれるフェーン現象による暖かい強風が、片頭痛を引き起こすことを紹介しました。つまり、強い気流が片頭痛の原因となり得るわけですが、どうやらこの気流が、イライラ感とも関係しているようです。

実際、気流を制御することでイライラ感を低下させることができたという報告があります。20～65歳の8名の健常な成人女性に対し、エアコンからの2種類の気流（風が斜め上方に吹き出して人体に直接当たらないコアンダ気流と、斜め下方に吹き出して人体に当たる気流）で比較したところ、風が当たらないコアンダ気流のほうが、風が当たる気流よりも、作業後の疲労感を抑え、イライラ感を低下させたというものです。その機序として、コアンダ気流は、疲れたときの交感神経の活動を抑えるという自律神経の調節機能があるのだろうと考えられています（＊40）。

一方、気温や気圧の低下も、交感神経系の活動を活発化しますので、疲労感やストレス、イライラ感を増す方向に働きます。

以上のように、実は、気流（風）や気温・気圧の低下が、われわれの自律神経に影響を及ぼし、精神的な不調を誘発している可能性が高いのです。

ですから、私たちが普段感じるような、

「なんか、頭痛がするな」
「最近、少し疲れやすいな」
「ちょっとイライラする」

といった、ちょっとした症状は、強い風や、気温・気圧の低下といった気象変化が原因かもしれません。

このような症状の対策には、天気予報をよく見て、気象変化にも注意してみてはいかがでしょうか。

9

腰痛・関節痛は低温・低気圧で悪化！

腰痛・関節痛は体の炎症反応

現在、腰痛や関節痛に悩まされているという方も多いでしょう。実はこれらも、気象によって悪化することがあります。それを説明する前に、まず腰痛や関節痛が発生する原因を解説しておきましょう。

腰痛は、脊椎の疾患（椎間板ヘルニア、脊柱管狭窄症、すべり症、圧迫骨折、悪性腫瘍の骨転移など）や筋肉・筋膜、靭帯、骨膜などの周囲組織の炎症、腎臓病、婦人科疾患、そのほかにも内臓疾患、ストレス、疲労、自律神経失調症など、さまざまな病態から発生します。もっとも、病院で原因を調べても疾患らしい疾患は見つからないことが多く、原因不明の腰痛が大半を占めるとも言われています。

なぜ腰痛が起こりやすいのかと言えば、腰という場所は、ちょうど体幹の中心に位置していて、上半身と下半身の境目で上下のバランスをとるなど、力学的な負荷がかかりやすい場所だからです。

腰椎は、椎骨という骨が、椎間板というクッションを間に挟み、いわば「だるま落とし」のように連結した構造をしています。さらに、骨同士を靭帯や筋肉・筋膜などでつなぎ、さまざまな負荷に耐えられるように補強しています。**要するに、腰も椎骨が連なった「関節」ですから、腰痛も関節痛のひとつに含まれると言ってもよいでしょう。**

関節痛は、関節を構成する骨、筋肉、靭帯、筋膜、骨膜といった組織に、加齢、疲労、血行障害などにより不具合が生じ、関節がスムーズに機能しなくなり、組織自体に負荷がかかって炎症などを引き起こした結果、発生するものと考えられます。

炎症とは、体内の防御反応の総称です。体に何か刺激が加えられたとき（たとえば外傷、細菌・ウイルス感染など）、損傷された組織を修復しようとして、あるいは異物を除去しようとして、さまざまな血液・リンパ液由来の炎症細胞が損傷部位に集まってくる現象を言います。たとえば体をぶつけるとそこが腫れますが、これはまさに炎症反応です。

以上のことから、腰痛・関節痛の原因は、原因疾患が同定されていなければ、大抵の場合、「炎症」だと考えてもよいでしょう。また、そもそも痛みを感じるのは「神経」ですから、関節の周囲にある神経で感じる痛みが関節痛ということになります。

では、どのようにして炎症が起こるのか、もう少し解説したいと思います。

私たちの体内では、炎症反応が無限に繰り返されています。なぜなら人間の体の中には、常に「異物」が存在するからです。「異物」とは、物質も含め、細菌やウイルスなど、人間固有の正常な細胞・組織以外のものを指します。つまり、本人を構成するもの以外のすべてのものです。異物に対し、人間は体内から排除しようと免疫機構が働きます。そのような反応のひとつが炎症反応なのです。

もちろん、小さな炎症反応にすぎなければ、体には何ら症状も起こらず、自覚しないまま終わってしまうでしょう。ただ、炎症が関節やその周囲に及んだときには「関節痛」を引き起こすことになります。

低温・低気圧の日に出やすい痛み

それでは、腰痛・関節痛がなぜ気象条件に左右されるのでしょうか。

まず気温が低下した場合を考えてみましょう。気温が下がると、人は平熱を保つために体の中で熱を産生します。すると、カロリーが消費されるので、もし十分な栄養が蓄えられていなければ、体の免疫機能は低下します。免疫機能が低下すると、体内の細菌やウイルスが増殖します。関節や神経の周囲に潜んでいたウイルスなどが増殖すると、関節や神経に炎症反応が波及するようになります。

その結果、関節痛が引き起こされることになるのです。

また、気圧の変化も、痛みに影響しているようです。人間の内耳にある圧センサーが、気圧の変化を感じとっています。そして気圧が下がると交感神経系が活発化し、そのときに痛みを強く感じるようになるのではないか、と考えられています（＊2）。

腰痛・関節痛の対策

この痛みを和らげたり、予防したりする方法としては、まずは安静を保ち固定することが基本となります。サポーターなどで腰や関節を支えてあげるのです。

次に保温です。保温することで周囲の筋肉の血流が良くなるので、痛み物質や老廃物の除去が促されます。ただし、急性の痛みの場合は、保温すると逆に炎症反応が強くなってしまい、痛みがひどくなってしまうことがあります。ですから急性期には、冷湿布などを使用したほうがよいでしょう。

普段の対策としては、筋力補強が重要です。骨はなかなか鍛えられないので、骨を支える周りの筋肉を鍛えるのです。そうすると、腰や関節が安定し、痛みが徐々に抑えられてきます。自分自身の痛みと相談しながら、痛みをあまり感じない程度に自分のペースで筋トレをするとよいでしょう。もし、筋トレが難しそうであれば、ストレッチでも効果が期待できます。

最後に、気象対策です。痛みが起こったときの記録をつけておいて、そのときの気象変化との関連性をチェックしてみてください。すると、自分の痛みと気象の変化との関連性がわかるようになると思います。

どのような気象のときに痛みが出るのかという傾向を掴めば、事前に固定や保温などの対策を強化することができるようになるでしょう。

「気象と痛み」記録シート

手帳や大学ノートなどに、下の例のように気象と体の痛みについて、記録をとってみましょう。「最低気温が 10℃以下のときに関節に痛みが出る」「雨の日は腰痛が増す」などの傾向がわかれば、事前に対策がとりやすくなるでしょう。

例

日付	天気	気温（最高／最低）	痛み
11月1日	雨	18／11	肩2　腰3
2日	曇り	21／15	肩1　腰2
3日	曇りのち晴れ	19／13	肩1　腰1
4日	晴れのち曇り	17／11	肩1　腰2

※痛みは、5段階で自己評価してみましょう。

1「痛くない」　2「少し痛い」　3「痛い」　4「かなり痛い」　5「すごく痛い」

Column

人類は変化している② 不妊症

気象を含めた環境の変化によって、人類も変化してきているのではないか。私がそう感じる要因として、先ほどはがん患者数の増加を例に挙げましたが、もうひとつ気になるのが不妊症の増加です。

厚生労働省の調査（平成22年度「出生に関する統計」）によれば、子供を産んでいない女性の割合は増加しています。40歳で子供を産んでいない女性の割合を見ると、1953年生まれ（1993年で40歳ということになります）では10・2％だったのが近年増加傾向にあり、1969年生まれ（2009年で40歳ということになります）では27・0％と、3倍近くに増加しています。

1953年生まれの女性（約91万人）は、ちょうど第2次ベビーブームのピークを過ぎた昭和後期から平成初期にかけて出産したことになりますが、当時から出生数は下降の一途をたどっていきました。つまり、9割近くの方々が子供を産んでいたのに、全体の子供の数は減っていったのです。

一方で、1969年生まれの女性（約91万人）は、その7割程度しか出産していないので、出産し始めた平成に入ってからも子供の数は減り続けています。それは、何らかの理由で子供を産まないと決めている方や、経済的な理由などで産みたくても産めないという方、あるいは不妊症で産めないという方が増えているということになります。

不妊が増加している原因のひとつとしては、まず晩婚化が挙げられるでしょう。たしかに、厚生労働省が公開している先ほどのデータを見ても、妻の初婚年齢は近年上昇傾向にあります。しかし、このまま上昇し続けるということはないだろうと、私は思っています。

では、晩婚化がおさまれば、出生率は上昇していくのでしょうか。たしかに、15〜49歳までの女性ひとりが一生に産む子供の数（合計特殊出生率）は、2005年に1・26まで下がった後、翌年からゆるやかに上昇し、2013年に1・43、2014年には1・42となっています。

しかし、子供の数そのものが減り続けている以上、将来の母親の数も必ず減っていくので、出生率が少々上昇しても、（母親の数）×（出生率）＝（子供の数）ですから、結局のところ、新たに誕生する子供の数は減り、少子化は進行していくことになってしまいます。

Column

少子化を食い止めるには、出生率を上げるだけでなく、将来母親となる今現在の子供の数を増やしていかないといけないのです。

そして、子供の数を増やすためには、不妊を減らしていくことが重要です。不妊の原因のひとつには、環境ホルモンの影響が考えられています。

環境ホルモン（内分泌かく乱化学物質）とは、私たちの環境中に存在して、人間を含めた生物に対し、あたかもホルモンのような影響を及ぼす物質のことです。

現在、環境ホルモンが男性の生殖機能を弱めたり、女性の子宮内膜に悪影響を及ぼしたりしているのではないかと推測されていますが、詳しいことはまだわかっていません。環境ホルモンの過剰摂取は避けたほうがよいと思いますので、同じ食事を繰り返すのではなく、バランスよく多品目の食材摂取を心がけたほうがよいでしょう。また、環境ホルモンは大気の中にも存在しますので、やはり気象とも無関係ではないと思っています。

ほかにも、晩婚化によって出産年齢が上がることで、妊娠しにくくなったり、妊娠中毒症や流産などの危険が高まったりということもあります。このようなリスクを避けるためにも、20代で結婚・出産するのが、医学的には合理的であると言えます。２人以上の出産を考えるのであれば、結婚・出産は早いほうが女性の体への負担もより軽くなるのではないでしょうか。

もちろん、結婚と出産は人生で最大のイベントですから、それを若いうちに経験するというのは、一定のリスクがあるかもしれません。また、結婚や出産よりも、個人としての自己実現を求め、結婚・出産を後回しにする人も多いかと思います。そのような価値観は、今や社会的にも広く認められていることでしょう。

しかしその結果、少子化がさらに進行し、健康・介護保険や年金などの仕組みが完全に崩壊してしまったらどうでしょうか。晩婚には、不妊のほか、未来の社会と子供たちに大きな負担を強いるリスクもあると思えるのです。

少子化の背景として、産みたくても産めない方々が増えていることは、わが国、あるいは人類の存続に関わる重要な問題です。経済的な理由で結婚や出産を後回しにせざるを得ないという問題は国に早期解決をお願いしたいところですが、妊娠しづらくなったという、人類そのものの変化にも着目すべきでしょう。子供の数を増やしていくためには、晩婚化を避け、20代で結婚・出産するという医学的に合理的な選択肢を、社会全体で考えていく必要があるのではないか、と私は思っています。

10

インフルエンザはなぜ冬に多いのか？

ウイルスが増殖しやすい冬

冬になると必ずニュースで話題になるインフルエンザ。ではなぜ、インフルエンザは冬に多いのでしょうか。

インフルエンザとは、みなさんご存じのとおり、インフルエンザウイルスによる感染症です。症状としては、「風邪」の症状が重くなったような、咽頭痛や38℃以上の高熱、悪寒、寒気、関節痛、下痢、嘔吐などが挙げられます。

インフルエンザは冬季に発症することがほとんどで、例年11月上旬から散発的に発生が始まります。1月に入ると爆発的に患者数が増加し、1月下旬から2月にかけてピークとなり、その後急速に患者数は減少、4月上旬頃までには終焉を迎えます。主にA型とB型の2タイプがあり（C型もあります）、A型のほうが症状が重く、流行が広がりやすいという特徴があります。いわゆる新型インフルエンザは、A型に属します。

さて、インフルエンザがなぜ冬季に多いかと言うと、ウイルスは低温かつ乾燥の状態で最も増殖するからです。つまり、インフルエンザウイルスも冬に最も増殖しやすいのです。

主な感染ルートは、咳やくしゃみによる飛沫感染（空気感染）です。人間の鼻や口からウイルスが侵入して咽頭壁《いんとうへき》に一度付着すると、急速に増殖し、通常1～3日後にはインフルエンザを発病してしまいます。

細かく言うと、インフルエンザウイルスの表面にはヘマグルチニン（HA）とノイラミニダーゼ（NA）というタンパクの「とげ」が突き出ています。そのヘマグルチニンが咽頭壁の上皮細胞の表面にあるシアル酸という糖と結合して、上皮細胞に吸着します。そして、インフルエンザウイルスは上皮細胞内へと侵入していくのです。

この後、その細胞内ではインフルエンザの遺伝子が大量につくられ、約1000個の新しいインフルエンザウイルスがその細胞から他の細胞へと放出され、結局、24時間後には、1個のウイルスから約100万個のウイルスが生産されると言われています。

予防に「うがい」は効果ない？

では、インフルエンザを予防するには何をしたらよいのでしょうか。

インフルエンザが流行しても、インフルエンザにかかる人とかからない人がいます。もちろん、予防ワクチンを接種したかどうかの違いもありますが、ワクチンを打ってもかかってしまう人はいますし、逆に、ワクチンを打たなくてもかからない人もいます。

このような、かかりやすい人とかかりにくい人の違いは、何なのでしょうか。もちろん体質の違いもあるのでしょうが、おそらく、人それぞれの予防策に違いがあるのではないかと私は思っています。

厚生労働省や内閣官房のウェブサイトによれば、次のような予防法が推奨されています。

①予防接種をする
②マスクをする
③手を洗う
④適度な湿度（50～60％）に保つ

⑤十分な睡眠をとり、適切な栄養管理をする
⑥人混みを避ける

これらの予防法は盛んに言われていますので、みなさんも耳にタコができているのではないかと思います。ところで、この中に「うがい」が含まれていないことにお気づきでしょうか。

「えっ？ うがいって効果がないの!?」

と、驚かれている方もいらっしゃるのではないでしょうか。

実は、「うがい」がインフルエンザの予防法に挙げられていない理由は、インフルエンザウイルスの増殖能力が非常に強いからなのです。ウイルスが咽頭粘膜などに付着すると、わずか20分程度で体細胞内に侵入して増殖を開始するので、それを防ぐためには、1日にわずか数回程度のうがいでは、効果が期待できないと考えられているからなのです。

しかしながら、私は、次のような理由で、うがいの効用を信じています。

たしかに、インフルエンザの増殖を抑えるために20分ごとのうがいなどは日常生活でできるはずがありません。しかし、うがいは、まったく効果がないかと言えば、そうで

はないと思うのです。まず、外出から帰宅してすぐにうがいをすれば、外出先で吸い込んだ雑菌やウイルス、塵、埃などの口腔内の異物を洗い流せます。ウイルスが増殖する冬には特に、一定の効果が期待できるのではないでしょうか。

さらに、私たちの口腔内は通常、食べ物のカスなどのタンパク質が歯間や歯周ポケットなどにこびりついています。それらを栄養源あるいは吸着のきっかけにするなどして、細菌やウイルスにとっては絶好の増殖環境と言えます。

それなら、うがいを励行することで、口腔内から有害な雑菌を少しでも多く取り除き、さらには口腔内を適度な湿度に保つことでウイルスの増殖を抑えることが、感染予防のためには重要なのではないかと考えられます。

実際、うがいの風邪予防に対する効果は、医学的に実証されています。

京都大学からの報告によれば、うがいを行わなかった群、水道水によるうがいを行った群、ヨードを含んだ液体によるうがいを行った群の3つの群に分けて、風邪の発症を追跡したところ、水道水によるうがいを行った群は、うがいを行わなかった群と比較すると、風邪の発症が40％減少したとのことです（＊41）。

このように、うがいは風邪予防には有効であるという医学的根拠があります。とすれば、ウイルスの種類は違いますが、風邪と同じウイルス疾患であるインフルエンザの予防にも、うがいの効果はある程度は期待できるのではないかと思うのです。

外来の患者さんに、インフルエンザはもちろん、風邪もひいたことがないという人がいました。その方に予防法を尋ねると、「そうですね、トイレに行くたびにうがいをしているからかしら」と、おっしゃっていました。

みなさんも、うがいを見直してみてはいかがでしょう。

口腔内バイオフィルムを除去しよう!

私自身、普段からうがいを励行しています。が、水道水によるうがいだけでは、何かすっきりしません。朝の起床後のうがいは、口の中の、特に歯の表面あたりのネバネバ感が水だけではどうしても取れないのです。この「ネバネバ感」の原因は、おそらく「口腔内バイオフィルム」でしょう。

バイオフィルムとは、多数の細菌でできた塊のことです。これは外層に膜を形成して細菌の塊全体を覆うことで、外界からの攻撃をシャットアウトして、膜の内部には、細菌自らの独立した環境をつくって増殖していきます。睡眠中に口腔内の雑菌が歯間、歯面や歯周ポケットなどで増殖し、バイオフィルムとなるのです。バイオフィルムの外膜は、ヌルヌルした糊状の状態を生み出します。これを放置すると、歯周病や歯肉炎、う蝕（虫歯）、不快な口臭などの原因となるのです。バイオフィルムには抗菌薬は効かないため、歯ブラシなどでこすり落とさなくてはなりません。

　この口腔内バイオフィルムは、歯科領域の病気だけでなく、実は全身の病気にも深く関わっていることが指摘されています。

　たとえば、誤嚥《ごえん》性《せい》肺炎《はいえん》です。これは唾液に含まれたバイオフィルムの一部などが、誤って気道内に吸い込まれ、肺へと侵入して感染を引き起こすというものです。飲み込む力が弱くなってしまった高齢者、寝たきりの方などは、特に注意が必要です。病院ではそのような方々の誤嚥性肺炎の予防のため、口腔ケアと呼ばれる口腔内洗浄が日常定期的に行われています。また、実は健常な人でも、気づかないうちに誤嚥をくり返していると言われています。

　極端かもしれませんが、局所的な感染症や、消化管内に直接飲み込んだことで発症する食中毒は別として、何らかの細菌やウイルスが口腔内を経由して体内に取り込まれて

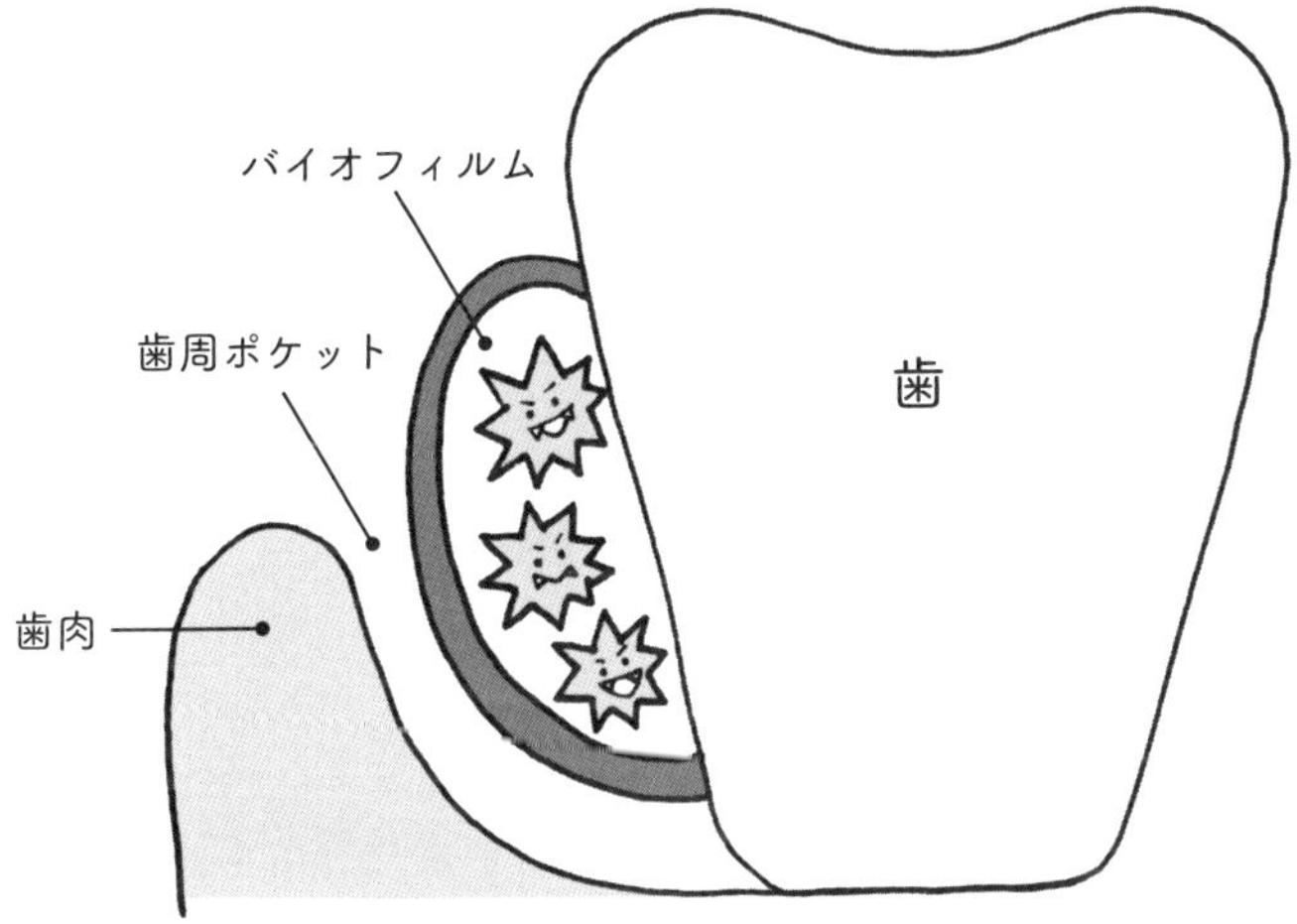

増殖し、潜伏期を経て発症するような感染症はすべて、バイオフィルムが関与している可能性があるかもしれません。要するに私たちは、口から体内へと細菌・ウイルスを取り込んでしまっているということです。

バイオフィルムは、その中の細菌から、タンパク質を分解する酵素を産生すると言われています。その酵素は、咽頭粘膜の表面を保護する糖タンパク質でできた膜を分解して、剥がしてしまいます。そうすると咽頭粘膜があらわになり、咽頭壁の上皮細胞の表面にあるシアル酸という糖がむき出しになります。そこへインフルエンザウイルスのヘマグルチニンが結合すると、インフルエンザウイルスが上皮細胞内へと侵入を開始することになります。

このようなメカニズムが、バイオフィルムを介したインフルエンザ感染の病因ではないかと考えられているのです（＊42）。

では、バイオフィルムを除去するためには、歯磨きしかないのでしょうか。もちろん、歯ブラシによるブラッシングは最も有効な方法です。が、歯周ポケットやブラシが届かないところなどには効果が期待できず、限界があります。その限界を埋める方法としては、液体歯磨き、いわゆるマウスウォッシュが期待されています。

マウスウォッシュをすると、口の中がすっきりします。あのネバネバ感が消えるのです。これは、液体歯磨きの中に含まれている成分がバイオフィルムを破壊して内部に浸透し、細菌を死滅させるからです。

私は数年前から、マウスウォッシュを続けています。起床時のほか、外出からの帰宅時と毎食後、寝る前にも行っています。そうすると、気のせいかもしれませんが、始めて1週間くらいで、あたかも自己の本来の免疫力を取り戻したような、パワーアップした感じがするようになりました。体が元気になったのです。事実、毎年1～2回は必ず風邪をひいていた私が、マウスウォッシュを始めてから、一度も風邪をひかなくなったのです。これはすごいことだと、私自身驚いています。

ただ、マウスウォッシュをやりすぎると、口腔内の正常な細菌叢《さいきんそう》（ノーマルフローラと言います）も破壊して体調を崩してしまう（菌交代症と言います）可能性があります。やりすぎにはくれぐれも気をつけてください。

実体験から見たインフルエンザ予防法

インフルエンザについては最後に、私の実体験をもとにした予防法についてお伝えしようと思います。

実は私自身、10年ほど前に、人生で1度だけ、インフルエンザにかかったことがあります。やはり冬のことでした。私なりに健康には気をつけていましたし、医者になってから病気で寝込んだことはなかったので、精神的にもショックで、とても反省させられました。幸い、比較的軽症なB型だったのですが、それでも38℃以上の高熱が続き、3日間寝込みました。「このまま熱が下がらないかもしれない」、「この後、何か合併症を起こすかもしれない」など、いろいろと不安にかられました。人間って、病気になると弱気になってしまうものですね。

このときの経過は、週末、飛行機でほかの病院に当直に行き、病院に1泊して帰京した後、2日後に発熱したというものです。

まず飛行機の中では、数百人の人間がその閉鎖された共有空間で呼吸をしています。当時移動先ではインフルエンザが大流行していたので、機内の大気中に浮遊していたインフルエンザウイルスが、マスクをしていなかった私の咽頭壁に入り込んできた可能性があります。

その後、当直先の病院に着いて「空気が乾燥している」と感じたので、当直室に濡れタオルをぶら下げたりして乾燥予防に努めたのですが、乾燥がひどく、朝にはそのタオルはパリパリに乾いてしまう状態でした。さらに、当直中は頻回な呼び出しのため、3時間しか眠ることができませんでした。

そして翌朝起きたときに、「あれっ？　のどが痛い！」という感染兆候が出現してしまったのです。当直を終えて帰京しましたが、その翌日にはさらに咽頭痛が悪化して咳が出始めました。当初は「風邪」と思って常備薬を服用したのですが、症状はいっこうに改善せず、さすがにおかしいと思い始めました。そしてその次の日からは、いよいよ38℃以上の高熱が出るようになってしまったのです。これはまずいと思い、近くの内科の医師の診察を受け、「B型インフルエンザ」と診断されました。

この当直中を含めて、その前後に、私はインフルエンザの患者さんと接触はしていません。ですから発症の時期から逆算しても、やはり飛行機内で感染したのでしょう。

この経験から、インフルエンザの予防法を考えてみると、次の5つがポイントになると思います。

①流行地に出かけるときには、移動中、マスクをする
②加湿器などで部屋を加湿する
③十分な睡眠をとるようにする
④外出から帰宅したら、必ずうがいをする
⑤予防接種を受ける

もちろん、すべてを実践できればそれに越したことはありませんが、完璧にこなすのはおそらく無理でしょう。実行性・実現性を考え、これらのうち、どのような点に特に注意すべきかについて、もう少し考えてみましょう。

まず、マスクについては、ウイルスや花粉を99％以上除去する「高性能マスク」がよいと言われています。インフルエンザ流行期には使用するとよいでしょう。ただ、冬の間、毎日マスクをつけるのは現実的ではありません。ですから人混みや病院、周りに咳やくしゃみをする人がいる場合や、交通機関の中やホール、映画館などにいる場合には、積極的にマスクをつけることをおすすめします。

次に、部屋の加湿はインフルエンザ予防に非常に重要だとされています。これは、気象データとインフルエンザの発生数との関連性からも裏づけられています。空気が乾燥していると、インフルエンザウイルスは増殖しやすくなりますから、当然でしょう。

具体的な対策としては、まず加湿器を使うことです。今は湿度の設定ができるものが多いので、湿度を50％以上に保つようにしましょう。ただし、毎日加湿器をつけるのは経済的にもったいないですよね。ですから部屋に温湿度計をぶらさげて、それをチェックしながら、**特に冬季に湿度50％以下のときに、加湿器をつけるとよいでしょう**。温湿度計は500～1000円程度で購入できます。

また、睡眠が重要なのは言うまでもありません。高齢者の基礎体力は、睡眠時間と相関関係があるという報告もあります（＊43）。ですから、多少疲れていても十分な睡眠をとれ

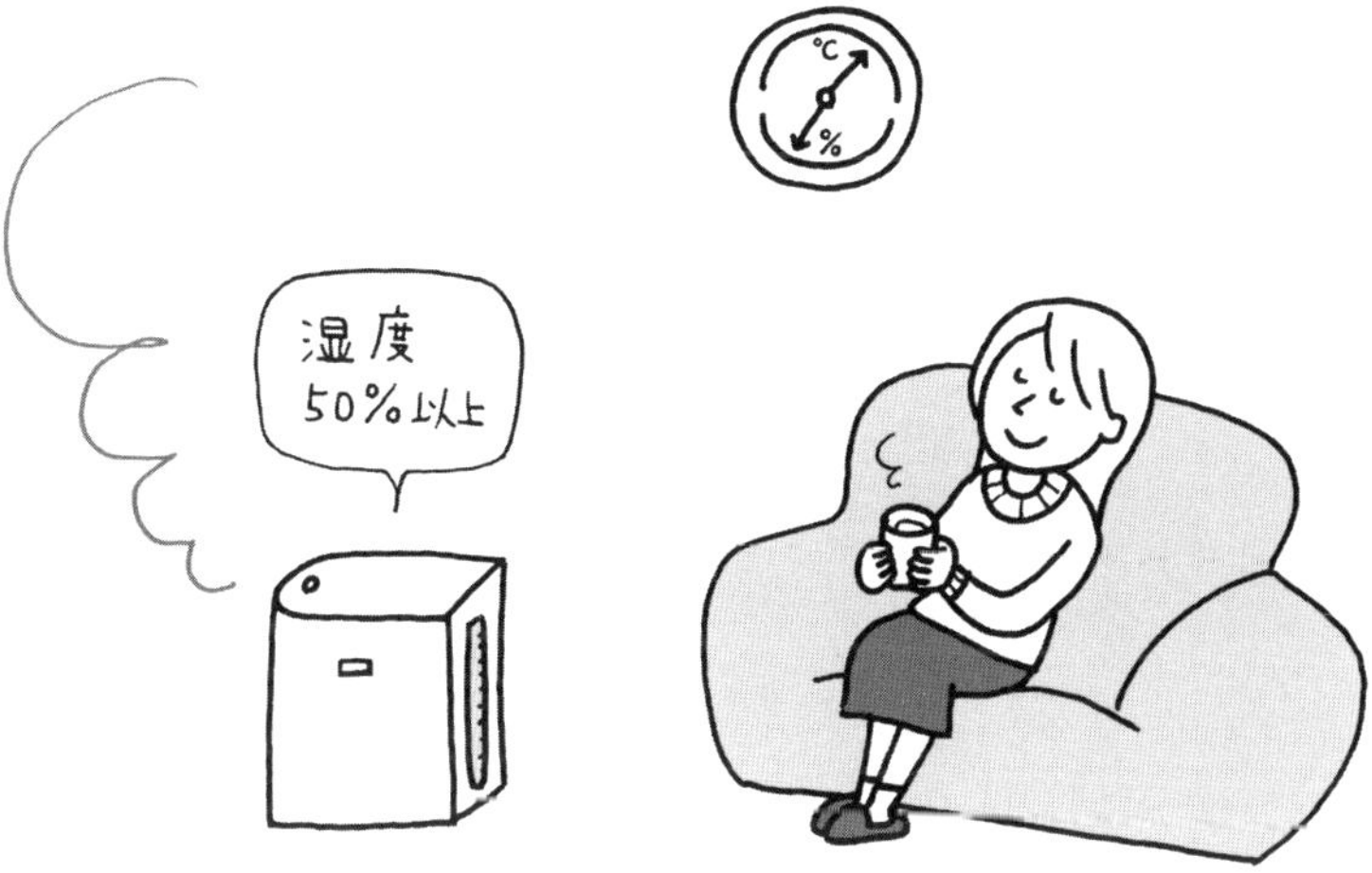

ば体力は回復するわけで、免疫力をキープすることがインフルエンザ予防にもなるのです。

うがいについては前述の通り、風邪予防には有効だという医学的根拠がありま す。それなら同じウイルス感染であるインフルエンザに対しても、相当程度は予防効果が期待できるではないかと考えられます。なお、単なる水道水によるうがいだけでなく、バイオフィルムを除去できるような液体歯磨きも追加したほうがよいでしょう。

最後に、予防接種です。ワクチンはアレルギー反応などの副作用の危険もありますが、一般的には接種による予防効果のほうが副作用の危険よりも高いと考えられています。インフルエンザが流行する前に（10〜11月頃）、お近くの医療機関に相談するとよいでしょう。

以上の5つのポイントの中で最も重要なものとしては、「要所でのマスク」と「液体歯磨きとうがい」の2つを挙げたいと思います。

その理由は単純です。インフルエンザは、主に口から侵入して感染するからです。ですから、マスクで口腔内へのウイルス侵入を防ぎ、もし口腔内にウイルスが侵入してしまっても、うがいと液体歯磨きで咽頭の上皮細胞内への侵入を阻止すればよいのです。

もちろん、部屋の加湿や十分な睡眠も重要ですが、これらは周囲環境・気候状況や、自己のスケジュールに左右されるものなので、完全にコントロールすることは難しいでしょう。予防接種も、十分な医学的根拠はあるのですが、接種後にごく稀に体調を崩す人がいるのは事実です。人混みや閉鎖空間に長時間いるときにはマスクをつけ、外出からの帰宅時などには液体歯磨きとうがいを励行することが、インフルエンザ感染の予防には重要だろうと私は考えています。

11 気象が引き起こすアレルギー

増え続けているアレルギー患者

アレルギーは、外的刺激に対する生体反応（免疫応答）のひとつです。アトピーや花粉症などがよく知られていますが、近年、こうしたアレルギー患者が増え続けています。

アレルギー患者が増えているということは、何らかの外的刺激が増えているのか、人間の生体反応が以前よりも過敏になっているのか、あるいは、その両方かということになります。

外的刺激については、世界人口の増加とそれに伴う産業の発展により、さまざまな物質が外界に放出されて、抗原（アレルゲン）となっていると考えられます。また、私たちの食生活も、戦後から大きく変化しています。

こうして外的刺激が増えている一方で、人間の生体反応も、以前より過敏になっているのではないかと私は考えています。

実際に近年、0～14歳の若年の花粉症患者が急増しているというデータがあります。東京都で1983～1987年度に実施された第1回花粉症実態調査では、0～14歳の推定有病率は2.4％でしたが、1996年度に実施された第2回調査では、8.7％に上昇。さらに2006年度の第3回調査では26・3％と、約20年間で10倍以上に増加しているのです。ほかの年齢層では2～5倍程度の増加にとどまっていますので、若年層で明らかに急増していることがわかります（＊44）。

花粉症患者が増加している理由としては、花粉飛散量が増加傾向（1996年から2006年にかけて2倍弱増加しているようです）にあるということが考えられています。これは、スギなどの森林をあまり伐採しなくなったからのようです。たしかに、花粉への曝《ばく》露《ろ》時間が増えたことは、花粉症患者の増加の大きな要因と言えそうです。

しかし、年齢の若い幼児に多く見られ、逆に高齢者は相対的に少ないというのは、花粉への曝露時間だけが原因なのでしょうか。生後、花粉に長時間接していないはずの子どもに花粉症が増えているのは、花粉への曝露時間だけが原因とは言えないでしょう。

この点について、疫学調査では遺伝的要因も指摘されていますが、現在のところ、具体的なメカニズムは不明のようです。やはり、人間の、特に若年の生体反応自体が過敏になっていると考えたほうが、自然のように思えます。

アトピー患者も同様に、外出の機会が比較的少なく、外的刺激への曝露が少ないはずの乳幼児に多く見られるようになっています。昔はほとんどアレルギーを起こさなかった通常の食事や、衣類などの身につけるものに対してすら、過敏に反応してしまうことも増えているのです。

以上のことから考えると、アレルゲンが増えたというよりは、生体反応がより過敏になったというほうが、アレルギー患者増加の本当の理由に近いように思います。

予防が難しい花粉症

現在、日本全国のスギ花粉症患者数は、2000~3000万人以上と推定され、年々増え続けているようです。この花粉症も、多くの人は初春の暖かくなる時期から症状が始まりますから、気象病のひとつと言えるでしょう。

花粉症を発病したら大変です。鼻水と鼻づまり、目のかゆみやくしゃみなどで苦しみ、ティッシュを手放せない毎日がしばらく続く……と想像するだけで、憂鬱になってしまいます。

これを何とか予防できないだろうか、と考えている人は大勢いると思いますが、残念ながら今のところ、完璧な予防法はまだ見つかっていません。

ただ、アレルギー反応ですから、理論的には次のような対策が考えられます。

①花粉に触れないようにする（メガネ、マスク、帽子などを装着する）
②花粉が衣服につかないようにする（帰宅したら外で服をはたく、ウール素材を避ける）
③外に干した洗濯物はしっかりはたいてから取り込む
④無用な外出は控える
⑤外出から帰宅したらうがいをする
⑥室内では空気清浄器を使用する
⑦規則正しい生活とバランスの良い食事、十分な睡眠を心がける
⑧症状がつらいときには耳鼻科を受診する

治療法としては、抗アレルギー薬や漢方薬の内服、ステロイドの注射、鼻粘膜のレーザー焼灼、免疫療法などがありますので、本当に困ったときには医療機関に相談してください。

将来的には、過剰なスギの木を適度に伐採することで花粉の飛散量を減らし、ひとりでも多くの花粉症患者を減らしてほしいと私は願っています。また、加齢とともにアレルギー反応が治まってくることもあります。規則正しい生活をして体調を整えることも大切です。あるシーズンから花粉症が自然に治ってしまったという人もいるようですので、体調を整えながら、来シーズンに期待しましょう。

寒暖差アレルギーにも要注意！

もうひとつ、気象に左右されるアレルギー様の症状があります。それが「寒暖差アレルギー」です。

これはその名のとおり、**寒暖差を原因として、鼻水、鼻づまりやくしゃみが起きてしまう症状**です。寒暖差という刺激に鼻が反応してしまうのです。花粉症と間違えられる

寒暖差アレルギー

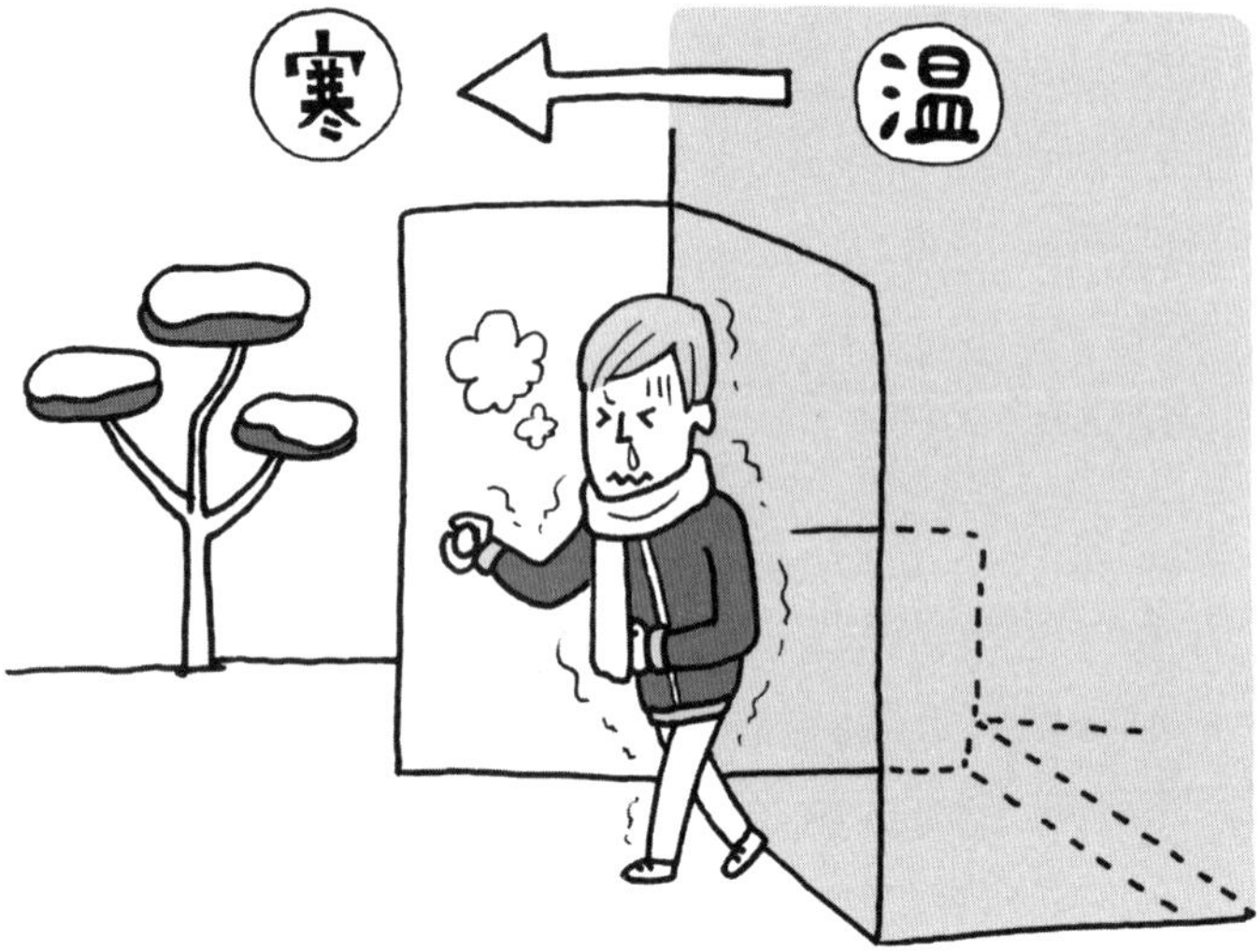

こともありますが、花粉症とは異なり、目のかゆみや充血はありません。これを「寒暖差アレルギー」と呼んでいるわけです。ただし医学的な病名は「血管運動性鼻炎」といって、正確にはアレルギーではありません。つまり、何らかの抗原に反応しているわけではないということです。

昨今では地球温暖化のせいか、わが国でも寒暖差の激しい日が増えたような気がします。そのため、寒暖差アレルギーを起こしてしまう人も増えてきているようです。

寒暖差アレルギーが起こるメカニズムは次のとおりです。

まず温かい部屋から寒い外に出るなど、突然冷え込んだ空気を鼻から吸い込んだときに、鼻粘膜が冷気に刺激されて粘膜下の血管が収縮します。その後、すぐに体温で暖められ血管が拡張しますので、このときに血管の中の血液から水の成分が血管壁を透過して、鼻水となって外に出るようになってしまうのです。原因は、鼻粘膜にある血管の収縮・拡張を調整する自律神経の失調と考えられています。

この寒暖差アレルギーの治療法としては、抗ヒスタミン剤と呼ばれる血管収縮剤や漢方薬に一定の効果が期待されてはいます。しかし残念ながら、特効薬はまだないようです。そのうえで、各自で対処をするとすれば、次の予防策が挙げられるでしょう。

①冷え込んだ空気を吸い込まないようにマスクをする
②ストレスに気をつける
③規則正しい生活をする
④十分な睡眠をとる
⑤お酒を飲み過ぎない

そして、この寒暖差アレルギーもやはり、天気予報を見て翌日の最低気温との温度差に注意することがポイントとなるでしょう。

12 盲腸は梅雨の晴れ間に多い!?

盲腸は気象病か否か

盲腸、すなわち「虫垂炎」は、梅雨の晴れ間に多いとされています。

実は以前から、この盲腸も気象病のひとつであるということが言われています。梅雨の晴れ間に盲腸の患者さんが増えるということが、医師の間では経験的に知られているのです。

では、なぜ梅雨の晴れ間に増えるのでしょうか。それは、気圧の変化に関係しているようです。

気圧の急激な変化は、私たちの自律神経系に影響を及ぼし、免疫機能のバランスを変化させると考えられています。梅雨時は全体的に気圧の低い日が続くので、副交感神経

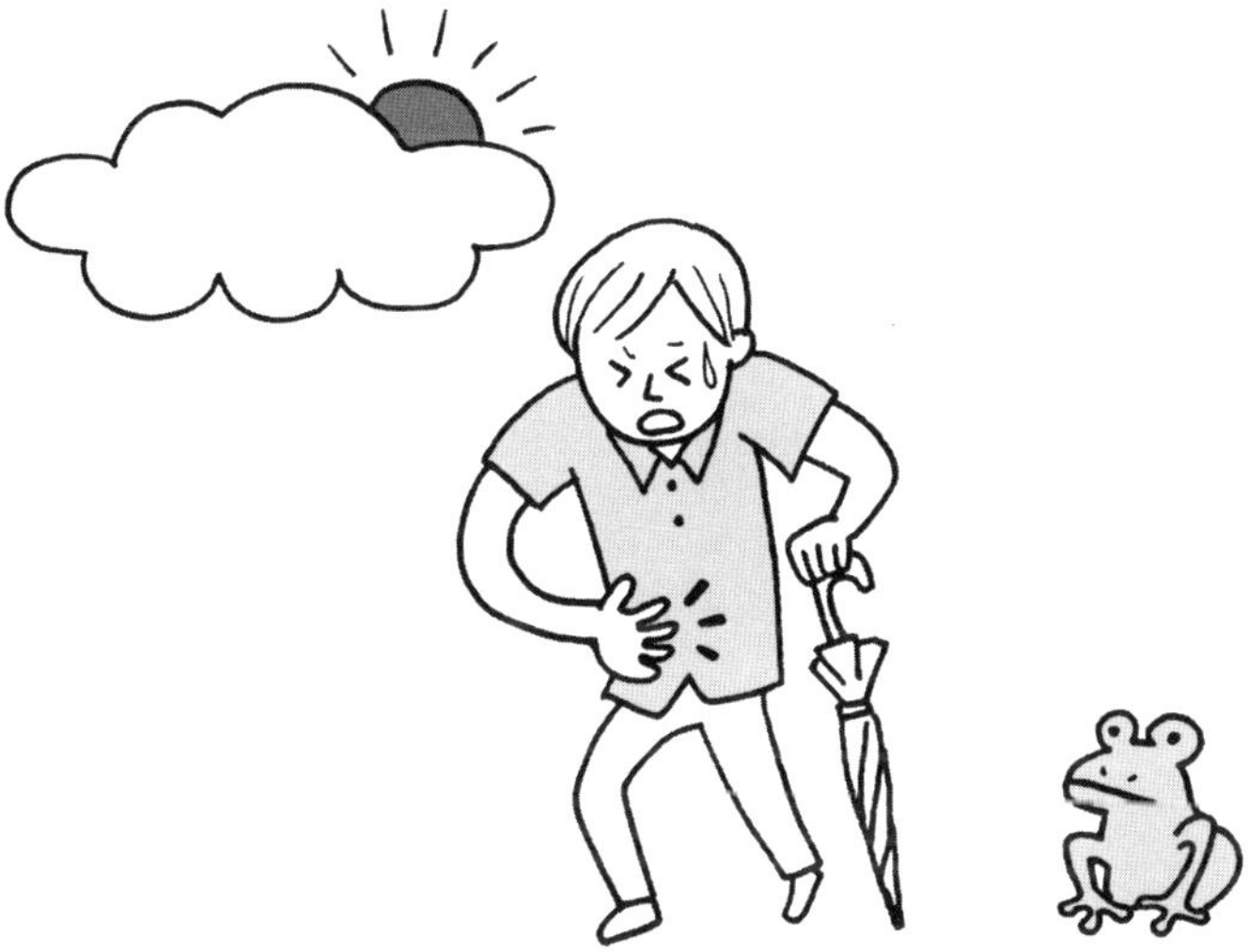

が優位な状態が続きますが、その晴れ間は、逆に交感神経のほうが上がって、副交感神経が急激に低下します。

この急激な変化がリンパ球の急激な減少を招き、感染症にかかりやすい状態をつくるので、虫垂炎が発症しやすくなると考察されているのです（＊45）。

ですが、近年の論文報告を見ると、虫垂炎が気象病のひとつであることに対し、やや猜疑的な見解もあります。

たとえば、5年間の虫垂炎手術例405例のうち150例を対象に、気象観測値と虫垂炎の病理分類、白血球数・白血球像などとの関連を検討した調査報告があります。

その結果としては、好中球・リンパ球比と日照時間、湿度にきわめて緩い相関が認められたものの、過去の報告のような気圧と白血球の関係は認めなかったと報告されています。つまり、急性虫垂炎は気象病とは結論づけられず、気圧との関連は再考すべきであると述べられているのです（＊46）。

一方で、虫垂炎の重症度と気象因子との関連を検討した研究では、その関連性が指摘されています。

より重症な壊疽性《えそせい》・穿孔性《せんこうせい》虫垂炎では、より軽症な蜂窩織炎性《ほうかしきえんせい》虫垂炎と比べて、発症日の日照時間の延長、湿度の低下が見られたというのです。その結果から、日照時間と湿度が虫垂炎の重症化に関与する可能性がある、と報告されています（＊47）。

もっとも、これらの報告を合わせてみると、冬（12〜2月）の発症数が35例であったのに対し、春（3〜5月）は60例、夏（6〜8月）は61例、秋（9〜11月）は63例と、明らかに冬に少ないという傾向を示しているのがわかります。

冬に少なく、ほかの季節に多いのであれば、虫垂炎は少なくとも季節病であると言えるでしょう。季節性があれば、何らかの気象変化が関与していることが強く推認できます。ですから盲腸はやはり、気象病のひとつであると言ってもよさそうです。

虫垂炎は予防できるのか？

虫垂炎は予防できるかどうかと言うと、残念ながら、今のところ決定的な予防法は存在しないでしょう。なにしろ、虫垂炎はその原因さえも明らかになってはいないのですから。

しかし病気である以上、かからないための何らかの工夫や対策が考えられるはずです。そこで、私なりにちょっと考えてみたいと思います。

まず虫垂炎というのは、虫垂という、小腸と大腸の境界付近にある5～10㎝ほどの長さの消化管が炎症を起こした状態を指します。虫垂は消化管のひとつではありますが、先が盲端（つまり、行き止まり）なので、大腸や小腸のような食べ物を消化・吸収する機能はほとんどありません。

虫垂はリンパ系の免疫機能と関係していると言われていますが、具体的な機能はよくわかっていません。ですから、虫垂炎になってしまっても、必要があれば摘出しても通常はまったく問題ありません。

虫垂炎の症状は、右下腹部の刺しこむような激痛です。発熱も伴います。ときに吐いてしまうこともあります。我慢し続けていると、虫垂が破裂して（穿孔《せんこう》と言います）急性腹膜炎となってしまうことがあるので危険です。

このような病態ですから、虫垂炎の原因としてはまず、糞石《ふんせき》（消化管の中の食べ物のカスが石のように固くなったもの）による刺激が考えられるでしょう。食べ物の残りかすが虫垂にたまってしまい、それが虫垂の粘膜を内側から刺激するのです。また、便秘もよくありません。

次に、ストレス、睡眠不足などによる免疫機能の低下が考えられます。虫垂は免疫機能と関係していることから、免疫機能が低下すると、過度に負担がかかってしまう可能性があります。

そのほか、冬に少ないことから推察すると、私たちの食習慣と関係している可能性も考えられます。

たとえば私たちは、アイスクリームや氷菓などの体の芯から冷えるような冷たい食べものは、冬には好んで食べませんよね。逆に、鍋料理やおでんなどの体が温まる食べものを、冬によく食べるでしょう。つまり、冷たい食べものを食べすぎてしまうと、内臓が冷えすぎて免疫機能が低下してしまうのではないでしょうか。そう考えると、内蔵を温める食事を多くとる冬に、虫垂炎が少ないことがわかるような気がしますね。

こうしたことから、虫垂炎の予防法としては次のようなことがポイントになるかと思われます。

①食べものはよく噛んで、しっかりと消化する（便秘に気をつける）
②ストレスや睡眠不足を解消する
③冷たい食べもの（冷凍されたもの）は、食べすぎないようにする
④お腹を冷やさないように気をつける

虫垂炎を気象病として考えると、特に③と④が重要でしょう。体を冷やさないことから心がけてみてはどうでしょうか。

13

生命を脅かすぜんそく

死亡者の9割は高齢者

気象病の代表的なものとしては、ぜんそくも挙げられます。ぜんそくというと、小児ぜんそくを思い浮かべる人が多いかもしれません。幼い頃に、夜中から明け方のぜんそく発作で苦労された方もいらっしゃることでしょう。

一方、大人になってから突然、ぜんそくを発症してしまう方もいます。ぜんそくによる死亡者数の推移を見てみると、次に示すグラフのように、近年は減少傾向にあるのがわかります。

死亡者数の減少は非常に喜ばしいことです。

しかし、死亡者の約90％は65歳以上の高齢者であると言われています。また、

ぜんそくによる死亡者数の年次推移

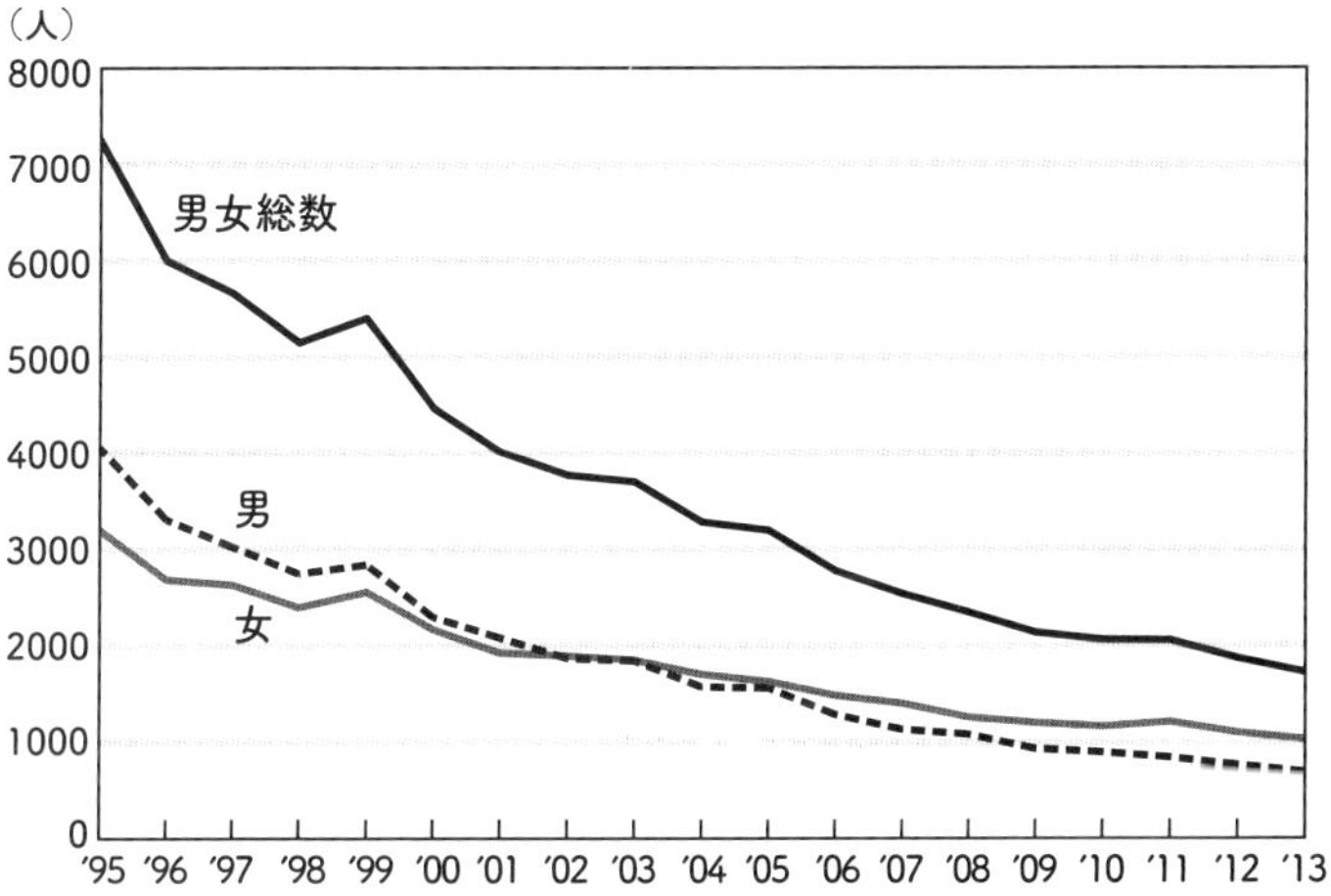

〈出典〉厚生労働省：人工動態調査より作成

2002年から女性の死亡者数が男性を上回るようになっています。

これは、女性のほうが男性よりも高齢者人口が多いという近年の超高齢社会を反映しているのでしょう。

今後は、高齢者のぜんそくをいかに予防するか、またいかに治療するのかが重要になっていくと思います。

それでは、小児のぜんそくと高齢者のぜんそくでは、どのような違いがあるのでしょうか。

小児ぜんそくは、アトピーなどのアレルギー素因がほとんどです。

一方で高齢者ぜんそくは、非アトピー型、すなわち、アスピリンなどの鎮痛剤により誘発されたぜんそくや、冷気による気道刺激で起こすぜんそくなどが多いという特徴があります。

また、高齢者ぜんそくの場合、喫煙などによる慢性閉塞性肺疾患《まんせいへいそくせいはいしっかん》や、心臓病、高血圧症などの生活習慣病を合併していることが多いのも特徴です。

小児ぜんそくは、もちろん発作が起こると大変なのですが、治療によって症状は比較的軽快しやすいものでもあります。また加齢とともに発作も治まり、成人になると治ってしまう人が多いようです。

それに対し高齢者ぜんそくは、症状が比較的重くて治りにくいので、発作が重症化すると生命の危険が高くなります。さらに、前述のように、ほかの疾患を合併していることが多いので、生命の危険がより高まります。

そこで、厚生労働省は２００５年に「喘息死ゼロ作戦の実行に関する指針」を打ち出しました。現在、全国的に高齢者のぜんそく死を減らすべく、吸入ステロイド薬の普及に努めるなどの啓蒙活動を継続して行っています。

ぜんそくが発症しやすい季節は?

ぜんそくには、発症しやすい気象条件があります。とは言っても、アトピー型のぜんそくか非アトピー型かによって、発生時期は若干異なります。

まずアトピー型の場合は、ダニの死骸やハウスダストなどのアレルゲンが原因です。ですからダニの死骸が蔓延しやすい秋から冬にかけて、あるいはハウスダストが大気中に舞いやすい、大気が乾燥した時期などに発症しやすくなります。

一方で非アトピー型の場合は、冷えた空気を吸い込むことによって気管が刺激されて発作が誘発されやすくなります。ゆえに、気温差の激しい季節の変わり目や、気温が低い冬などに発症が増加します。

この気象的な特徴を踏まえたうえで、最も重要な予防のひとつは、マスクの装着です。マスクをすることでアレルゲンの吸入を抑えることができますし、気管に吸い込む空気を温め、加湿することもできるからです。また、発作を起こしたことがある方には、さまざまな内服薬、吸入薬があります。担当の医師に使用法について確認するとよいでしょう。

そのほかの予防法としては、次の７つが挙げられます。
①アレルゲンを排除するため、部屋の掃除や空気清浄などを行う
②風邪をひかないようにする（うがい、手洗いなどを欠かさない）
③タバコの煙を吸わない
④飲酒を避ける
⑤バランスのとれた食事
⑥十分な睡眠
⑦規則正しい生活
以上のような予防法を、ぜんそく発作が起こりやすい季節や時期（秋から冬にかけてや、寒い日、乾燥した日など）に、より重点的に実践するとよいでしょう。もちろん、普段から免疫系を維持するためには、⑤〜⑦を継続することも非常に重要です。

14 油断大敵な熱中症

日射病・熱射病も「熱中症」のひとつだった

近年、夏になると猛暑とともに話題に上がるのが熱中症です。熱中症は、小児から高齢者まで性別を問わず、誰でもかかってしまう可能性がある病気です。

ところで、熱中症という病名は昔からあったのでしょうか？

以前は日射病とか熱射病などと呼ばれていたような気もしますが、途中で名前が変わったのでしょうか？

最近は熱中症ばかりが話に出て、日射病や熱射病のほうは誰も口に出さなくなった印象がありますよね。

1995年当時、日射病と熱射病は、両者とも熱中症に含まれていましたが、それぞれ別の病態として区別されていました。つまり、熱中症は、暑熱《しょねつ》による体の障害の総称であって、日射病と熱射病はその仲間だったのです(＊48)。

日射病とは体温の上昇を伴わず、太陽光線を直接浴びて頭痛やめまいなどの比較的軽度の症状を呈するものを指します。

熱射病のほうは体温の著明な上昇を伴い、熱放散の悪い状況下で汗をかいて脱水状態になるものです。具体的には、車内に長時間閉じ込められた場合や、窓を閉め切った体育館や小ホールなどの密室に大勢が集まったときなどに、頭痛や意識障害、けいれんなど、比較的重度な症状を呈するものを指します。ただ、日射病と熱射病の明確な区別は、実際の臨床現場では困難な場合もありました。

では、なぜ熱中症という病名ばかりが言われるようになったのでしょうか。そもそも熱中症という病名は、昔からあったのでしょうか。

熱中症という病名については、1984年の医学論文の冒頭に以下のように述べられています。

「高温、多湿の環境下で運動して発生する障害を総称して熱中症というがその分類については種々の名称があり、多少混同して用いられているきらいもある」(＊49)

つまり1984年当時には、まだ統一された分類はなかったものの、熱中症という病名自体はすでに医学的には定着していたのです。

さらに遡ると、聖書の時代から19世紀中頃までは、熱中症は脳卒中と混同されていたようです。しかし、19世紀中頃以降より「heat stroke」、すなわち日本語に訳すと「熱中症」と呼ばれるようになったとのことです（＊50）。

このように熱中症という病名は、医学的にはかなり古くからあったようです。しかし分類がまだ不明確であったため、熱中症という総称病名はあまり使用されず、日射病や熱射病という病名が個別的によく用いられていたというわけです。

そこへ、1993年の論文発表で、「熱中症とは、暑熱による身体の障害の総称を言う。体温の上昇の有無により以下の2つに分類する」というように熱中症が明確に定義され、分類されるようになりました（＊51）。その後、2006年頃から、総称としての熱中症とその分類が社会に広まっていきました。

たしかに、個別に病名をつけるよりも、熱中症としてひとまとめにしたほうが、わかりやすいですね。

熱中症の原因とメカニズム

なぜ人間が熱中症になってしまうかと言えば、人間は恒温動物だからです。人間は、熱の産生と放散のバランスを調節して、体温を一定の温度に保つ必要があります。ところが、熱バランスが崩れて体温が上昇し、一定の温度を超えると、細胞レベルで障害が発生してしまいます。

このような熱バランスの障害は、高温かつ多湿の状況下で起こりやすくなります。温度だけでなく、湿度も重要です。というのも、高温下で体温が上昇し始めると、人間は汗をかいて体内の熱を気化熱として放散させるようなシステムが働きます。が、多湿の状況下では、大気中に水蒸気が多く含まれ飽和に近い状態になっています。すると、汗をかいても蒸発できないので、熱が体内にこもってしまいます。つまり、**高温かつ多湿という条件が重なると、人間の体温は上昇し続けてしまうのです**。

熱中症患者は、7月と8月に多く発生します。夏は暑く、しかも太平洋高気圧という比較的湿った強力な高気圧が、日本列島をすっぽりと覆ってしまうからです。また、実は熱中症患者は5月頃から増え始めます。5月は、1年のうちで、全天日射量（太陽の放射エネルギーが実際に地上に届く全熱量のこと）が最も多いからです。特に、空調設備のない密閉されたホールや体育館でのイベント、スポーツ競技などでは、熱中症患者が発生しやすくなります。こうした場合には、こまめな水分補給と身体冷却などを励行して、発症を予防しなければなりません。

ここで、実際の熱中症の発症例をひとつ挙げておきましょう。私は救急専門医や内科医ではありませんが、比較的重度の熱中症患者を診察したことがあります。実は、それは新幹線の中だったのです。

8月のお盆シーズンで、夏休みに私の田舎に新幹線で帰省したときのことです。猛暑日が続き、非常に暑い夏でした。ある駅から乗車された30代の男性が、乗車後まもなくして全身性のけいれんを起こしてしまいました。そこで、いわゆるドクターコールの車内放送が流れたので、たまたまそれを聞いた私は、その患者さんがいた車両へと向かいました。

私が到着したときには、けいれんはすでに止まっていました。ご家族の話によれば、けいれんを起こすような持病はお持ちでなく、そのほかの特別な既往歴もないとのことでした。患者さんは額に汗をかいていて、話すことができず、意識がもうろうとしていました。私は、車掌さんに次の停車駅で救急車を手配するようにお願いし、患者さんを診察すると、体幹がかなり熱いことに気がつきました。

「熱中症だ！」

すぐにそう思ったのですが、残念ながら、新幹線の中では、満足な医療行為が実施できません。そこで、まずは患者さんを冷やしたいと車掌さんに告げると、なんと車掌さんだけでなく、それを聞いていた周囲の見ず知らずの乗客のみなさんが協力して、あれこれと持ち寄って氷嚢《ひょうのう》をつくってくれました。どうやってつくったのかはわかりませんが、やっぱり日本人の善意ってすごいなと、緊迫した状況下ではありましたが、心の中で強くそう思いました。

私は、それを患者さんの両側の腋窩《えきか》（脇の下）にあて、冷やし始めました。腋窩には血管が豊富にあり、効率的に体温を下げられるのです。すると、しばらくして患者さんの反応が良くなり、返事ができるようになりました。

少し余裕ができてきたので周囲を見渡すと、患者さんの座席の前には缶コーヒーが3本並べて置いてありました。コーヒーにはカフェインなどが含まれているため、比較的強い利尿作用があります。

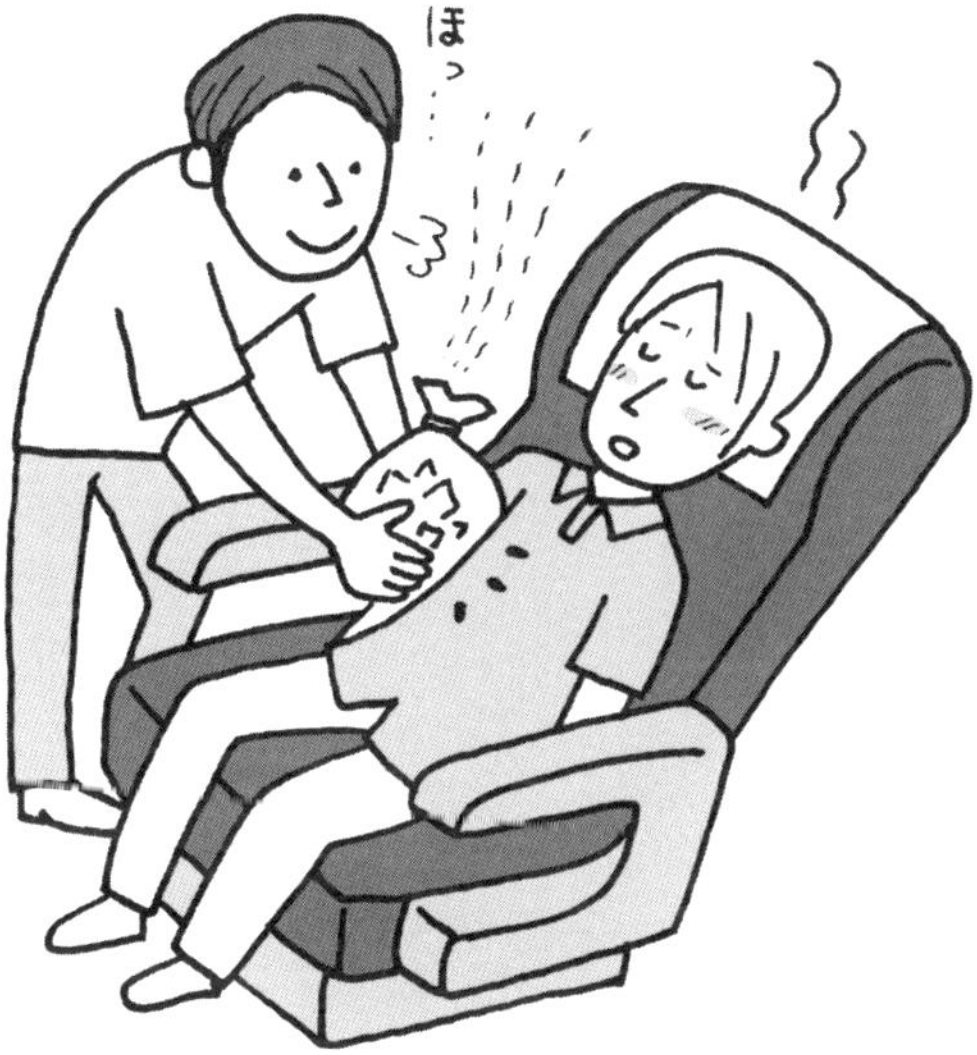

「コーヒーだけじゃあ、ダメなんだな」

私はそう思いました。コーヒーだけでは水分補給にはなりません。むしろ、脱水を起こしてしまったのでしょう。

患者さんのご家族に確認すると、普段からコーヒーはよく飲んでいたようですが、やはり水やスポーツドリンクなどはほとんど飲まれていなかったとのことでした。その後、患者さんは次の停車駅で待ち構えていた救急隊によって救急病院へ搬送されました。

ちなみに、アルコールも止めるべきでしょう。私の外来の患者さんで、昼間に屋外でお酒を飲んでいたら、熱中症になってしまった人がいます。アルコールも、非常に強い利尿作用があります。ですから、お酒を飲むと尿が出て、体は脱水状態になってしまうのです。

熱中症の予防法は？

では、熱中症のメカニズムや病態をふまえて、その予防法を考えてみましょう。
まず挙げられるのは次のポイントになるかと思います。

①こまめな水分補給
②帽子や日傘、必要に応じて冷却タオルなどの使用
③アルコールやコーヒーは避ける

目安として**最高気温が24℃以上の日は、この3つの熱中症対策が特に重要です**。急に暑くなった日などは、体が慣れていないので、より一層注意しましょう。
また、日陰の少ない観光地での散策や農作業、広場や校庭での運動、窓を閉め切った体育館での運動、小ホールでの大勢の集会などでは熱中症になりやすいことも覚えておきましょう。

日本体育協会や環境省では、WBGT（Wet-bulb Globe Temperature）という指標をもとに、熱中症予防を呼びかけています。WBGTとは、気温、湿度、輻射熱《ふくしゃねつ》および気流の影響を反映した総合的な温熱指標で、いわゆる「暑さ指数」です。一度、それぞれのサイトをご覧になってみてはいかがでしょうか。

なお、家の中でも冷房を使用しなければ、熱中症になってしまうことがあります。特に高齢者は注意が必要です。

冷房が苦手な方は、扇風機などの使用のほか、冷気が直接当たらないように冷房の送風を調節したり、温度調節をこまめに行ったりするなど、冷房とうまく付き合っていくようにしましょう。

おまけ

「気象予報士試験」合格体験記

気象予報士は、1994年に新設された国家資格です。2014年で20周年を迎えました。気象予報士になるためには、試験に合格しなければなりません。ここでは、私が試験を受け、合格にいたるまでの体験談をお伝えしたいと思います。興味のある方は、ぜひ参考にしてみてください。

気象予報士試験について

気象予報士試験には、受験資格の制限はありません。誰でも受験することができます（詳細は気象業務支援センターが公表しています）。これまでに中学生が合格した例もあります。

ただ、「なかなか難しい試験」と言われており、たしかに、これまでの全42回の気象予報士試験の平均合格率は、わずか5.7％です。つまり、合格者は受験者約20人に1人という割合になっています。

気象予報士試験は、2015年現在、毎年1月と8月の年2回行われています。内容は、気象に関する知識、予報技術などが幅広く問われます。試験科目は、次に示すとおりです。私が合格した第20回試験とまったく変わっていませんが、これから受験される方は最新情報を必ず確認してください。

試験科目

●学科試験の科目

1.予報業務に関する一般知識

イ．大気の構造
ロ．大気の熱力学
ハ．降水過程
ニ．大気における放射
ホ．大気の力学
へ．気象現象
ト．気候の変動
チ．気象業務法その他の気象業務に関する法規

2.予報業務に関する専門知識

イ．観測の成果の利用
ロ．数値予報
ハ．短期予報・中期予報
ニ．長期予報
ホ．局地予報
へ．短時間予報
ト．気象災害
チ．予想の精度の評価
リ．気象の予想の応用

●実技試験の科目

1．気象概況及びその変動の把握
2．局地的な気象の予想
3．台風等緊急時における対応

（第43回気象予報士試験　試験案内書による）

「こんなに勉強しなくちゃいけないんだ」「ちょっと難しいかな」と思われるかもしれませんが、実はこれには「からくり」があります。

ご覧いただきましたように、試験には学科と実技の2つのセクションがあります。学科試験は、さらに一般知識と専門知識の2つに分けられています。各セクションごとに合格・不合格が決められていて、合格には、学科試験は一般・専門知識とも15題中11題以上、実技試験は70％以上の得点が必要と決められています（同試験案内書による）。

そして、学科試験の一般知識と専門知識の2つに合格して初めて実技試験の採点が行われ、実技試験が合格基準をクリアできれば、晴れて合格ということになります。しかし、1回の受験だけですべてのセクションの合格点をクリアすることは、非常に難しく、ほとんどの受験生が再受験となるようです。

最初の試験で学科の一般か専門かのいずれかをクリアすると、その合格したという権利が1年間（試験でいうと2回分）有効となり、次回以降は合格したセクションは免除され、残った学科と実技に集中して勉強し、再チャレンジすることができます。

つまり気象予報士試験は、1回で合格しなくても、何度かチャレンジする気迫があれば、誰でも合格できる可能性があるのです。

試験合格のポイントとは？

私は、第20回気象予報士試験（2003年8月実施）に6回目（急患のため1回受験できず）の受験でなんとか合格できました。

この回はたまたま合格率が7.4％と例年よりも高かったので、運も良かったのだと思います。初めて受けたのが1999年なので、足掛け5年かかったことになります。ただ実際には、最初の2年間は臨床業務があまりにも忙しく、ほとんど勉強できなかったので、実質的には3年間勉強したことになります。

と言っても3年間毎日勉強したわけではなく、最後の試験を除いた試験では、毎回直前にあわててサブノートを見直し、試験本番になんとか体裁を整えたというのが正直なところです。決して真面目な受験生ではありませんでした。学科試験は合格できるものの、実技試験には合格できないという状態が続きましたが、「これではダメだ」と思い、一念発起して勉強方法を立て直したことが勝因だと思っています。

このときの私は、年齢も35歳を越えていましたので、受験前は「記憶力の衰えとの戦い」だったと言っても過言ではありませんでした。前日記憶したことなら大体覚えていますが、1週間、2週間前に覚えたはずのことは結構怪しいものでした。ですから、できるだけ効率よく正確に記憶するように心がけ、その結果、次に紹介するような勉強法にたどりつきました。

①サブノートを活かして覚えよう

まず、「気象予報士になろう！」と思ったらすぐに、本屋で気象予報士試験対策本を買いましょう。大型書店なら必ず何種類かが資格コーナーに置いてあります。そこで、みなさん自身で実際に手にとって見て、パラパラめくってみましょう。数種類を読み比べてみて、飽きずに読めそうな薄いものを選びましょう。ここで一番重要なのは、「飽きずに1冊を通して読むこと」です。1章ごととか、毎日数ページずつでも読み続けることが大事です。全体を通して読むことができれば、「気象とは何か」、「天気の仕組み」など、今まで疑問に思っていたことが大体理解できるようになります。

気象のことがおぼろげながらわかってきたら、次に、もう1回同じ本を読みましょう。このとき、蛍光ペンなどを使って線を引きながら読むとよいでしょう。さらに、なかなか覚えられないことや、わかりにくいことを中心に、自分なりのサブノートをつくりましょう。

私は文章を写しながらキーワードを括弧で空欄にして、その空欄に通し番号をつけ、そのページの下にまとめて正解を書くようにしました。すると、常にクイズ形式で自問自答できるので、キーワードの記憶力が格段にアップします。よかったら、ぜひお試しください。

ここで、ひとつ注意していただきたいことがあります。

それは、「記憶していること」と「知っていること」とは違うということです。たとえば何かを尋ねられたときに、

「あっ、名前は聞いたことがある」

「そういうことってあるよね」

というのは、ただ「知っている」だけで、有効な知識ではありません。もし、それに関する試験問題が出されたら、多少は解けるかもしれませんが、絶対に満点はとれません。そればかりか、勘違いが多くなって誤答が増えてしまいます。しっかりと頭の中に植えつけた正確な知識でないと、まったく役に立たないのです。

② 学科試験対策

①をひと通り行えば、ようやく自力で問題が解けるようになります。そこで、気象予報士試験過去問集を買いましょう。まずは、学科試験（一般・専門）からです。おそらく、最初に買った「対策本」に過去問が載っていると思うので、実際に解いてみると、思ったよりも正解できると思います。そうすればしめたものです。あとは、どんどん問題を解いていくだけです。過去問は最低5年分は必要です。

私の場合は1996年度から2003年度分まですべてやりました。このときに大事なのが、間違った問題、よくわからなかった問題、これは重要そうだと思った事項などを、最初につくったサブノートに書き加えていくことです。そうすることで、このノートが試験前に絶大なパワーを発揮するのです。

ところが、ここには大きな壁があります。私が受験した数年前から、学科試験（一般）の出題傾向が変わり、難しくなってきたのです。学科試験をクリアするためには、15問中11問以上は正解しないといけませんので、数問間違えてしまうだけで合格は危ぶまれてしまいます。

これに対応するためにおすすめの本が、『一般気象学』（小倉義光著、東京大学出版会）です。それほど厚くありませんし、読みやすいので、気象学の知識と理解がさらに深まると思います。もしこの本がちょっと難しいと思われたら、実用書コーナーにある「気象のしくみ」がテーマの一般向けの易しい本を1冊通して読んでみてもいいでしょう。そうすれば学科試験（一般）の「お天気クイズ」みたいな、とっつきにくい問題にも対応できると思います。

なお、学科試験（専門）はそれほど恐れるに足りません。「専門」というと何か難しそうに感じますが、知識さえしっかり押さえておけば、ほとんどの問題は素直に解けると思います。

③実技試験対策

気象予報士試験の最難関は実技試験です。試験対策本に「学科の知識があれば大丈夫」と書かれていることがありますが、私は違うと思います。もちろん学科試験が解けるくらいの知識は最低限必要ですが、知識があっても必ずしも実技試験が解けるとは限りません。実際、気象予報士試験になかなか合格できない人（自分もそうでした）は、学科試験は合格するけれども実技試験で不合格になってしまうのです。

実技試験をクリア（70％以上の正解）するためには「コツ」があります。それをひと言でいうと、「キーワード」と「穴埋め」ということになります。

実技試験には、「○○字程度で述べよ」という、実技試験の点数配分でかなりのウエイトを占める問題があります。この解答には、キーワードを盛り込むように意識することが非常に重要です。なぜなら、キーワードの数で採点がなされているようで、たとえ文章の内容が合っていたとしても、キーワードがなかったら0点にされてしまう可能性が極めて高いからです。

この特異な解答法をマスターするためには、普段からトレーニングする必要があります。そこで、「実技試験」についての問題集を購入して、3回以上繰り返し解きましょう。そして、学科試験と同様に実技試験の過去問もやりましょう。その際、前述のサブノートをぜひ活用してください。

次に、穴埋め問題です。これも毎回実技試験に出される問題区分のひとつですが、正解は基本的にひとつしかありません。したがって、1字でも違うと0点になってしまうので、この問題は、はずすことのできない重要なセクションです。問題のレベルは比較的易しいので、参考書や過去問などで徹底的に練習しておくのがよいでしょう。

この実技試験は、以上のような独学だけでは実は結構苦労します。どうしても「一人よがり」な勉強になってしまうので、誤解していたり、出題の意図を的確に理解することができなかったり、作図が上手くできなかったりすることがあるのです。

私の場合は、気象業務支援センターが当時開催していた最新気象技術講習会（2015年現在は、「予報技術者のための講習会」という講習会だけのようです）を受けましたが、これがとても有意義でした。

④試験本番に向けて

試験本番に向けては、とりあえず基礎知識として①と②をマスターする必要があります。できれば③の実技試験についての問題集などもひと通り解いておいたほうがよいでしょう。そこまでなんとかたどり着ければ、あとはラストスパートです。

ラストスパートの開始時期としては、私は試験2カ月前が最適だと思います。1カ月前だと間に合わないし、3カ月前では途中で息切れしてしまうからです。試験2カ月前から自分でつくったサブノートを読み返して気象学の知識を思い出し、それから過去問や講習会で使ったプリントなどを復習するのです。毎日30分程度でも構いません。

そして仕上げは直前期です。私は最後の試験直前に夏休みをとり、1週間図書館や家にこもって朝から晩まで勉強しました。振り返ってみると、この1週間が最大の山だったと思います。

この時期には、今まで蓄えたサブノートの総復習と暗記作業に入ります。

人間は誰しも20歳前後から、脳内の神経細胞が1日に約10万個死滅していくと言われています。ですから、記憶力や注意力、計算力などの高度な脳機能は、年齢を重ねるごとに衰えていくのが常識とされています。これに対抗するためには、もちろん勉強する努力は必要ですが、脳を活発化させる方法を知っているか知らないかもポイントだと思います。

その方法のひとつが、「音読」です。声に出して繰り返し読むのです。声を出して文章を読むということは、自分の目で文字を見て、それを理解して口を動かして発語し、自分が出した声を耳で聞いて確認する、ということです。この作業はとても脳を活性化するということが、近年の脳機能に関する研究で明らかになったのです（*52、53）。

ただし、声を出して読むだけでは不十分です。ときどきはノートを見ないで暗唱しましょう。そのためにも、前述のような穴埋めクイズ形式にサブノートをつくることが重要なのです。

ここまでやって、いよいよ試験当日を迎えます。

私の場合、学科試験は前回パスしていましたので、実技試験のみの受験となりました。当日は緊張することもなく、作図や記述問題も納得のいく答案が書けました。合格発表の日に、インターネットで自分の受験番号を見つけたときは、本当にうれしかったです。

以上が私の合格体験記ですが、勉強法は十人十色です。ほかにも合格体験記がありますし、インターネットにもたくさん情報があります。これから受験しようと思っている方や今まさに勉強中の方は、これらの情報から自分に合った方法を選んで、失敗にくじけることなく、ぜひとも頑張ってください。

おわりに

本書はこれで終わりとなりますが、いかがでしたか。
私は、このような実用書を書くのは不慣れなので、実際の診察室での会話のように、できる限りわかりやすい言葉で書くように心がけました。でも、難しく感じたところや、回りくどかったところも、あったかもしれません。その点はどうかお許しください。

現代の情報化社会では、健康に関するさまざまな情報が錯綜しています。おそらくみなさんは、独自の健康法をすでに持っていて、普段から健康管理に気をつけていることと思いますが、それはいったい何に基づいているのでしょうか。テレビで見たとか、友人から聞いた、あるいは会社の同僚で病気になった人から聞いた、というようなケースがほとんどではないでしょうか。

このことは「はじめに」にも書きましたが、外来で患者さんから、そのようなうわさ話を聞いてみると、実は間違いだということが結構あるのです。むしろ、それらを妄信したために、かえって体調を崩してしまった人もいるくらいです。

本書で紹介している「気象病の予防法」は、医学論文という科学的根拠に基づいていますし、私の医師としての経験、気象予報士としての知識に裏打ちされた内容です。もちろん個人差があるので、すべての人に当てはまる万能な予防法というわけにはいかないかもしれませんが、本書の説明を「ひとつの考え方」として捉えていただいて、みなさん一人ひとりが自由に取捨選択しながら、活用していただけたらうれしく思います。

本書の出版にあたって協力していただいた医道の日本社編集部の椚田直樹さん、関係者のみなさんには、この場をお借りして、深く御礼申し上げます。また、いろいろと相談に乗ってくれた妻にも感謝したいと思います。

最後に、みなさんの健康的な毎日の生活に、本書が少しでも役に立つことを、心から願っています。

福永　篤志

参考文献

1 佐藤純．ペインクリニック 27:603-609, 2006.
2 佐藤純．武田薬報 456: 10-14, 2009
3 岡田和悟ら．日本老年医学会雑誌 32: 39-46, 1995.
4 Landers AT et al., Br J Neurosurg 11(3): 191-195, 1997.
5 松村誠ら．広島医学 57:469-475, 2004.
6 Shinkawa A et al., Stroke 21:1262-7, 1990.
7 Donaldson GC et al., Clin Sci (Colch) 92: 261-8, 1997.
8 Pan WH et al., Lancet 345: 353-5, 1995.
9 徐軍ら．日生気誌 40(s):261-271, 2004.
10 宮澤克人ら．泌尿紀要　50:577-581, 2004.
11 Tomari T et al., 日本公衆衛生雑誌 38(5): 315-323, 1991.
12 PanWH et al., Lancet 345: 353-355, 1995.
13 鏡森定信ら．日温気物医誌 66(4):205-213, 2003.
14 豊田章宏．脳卒中　33: 226-235, 2011.
15 永澤悦伸ら．山梨医学 28: 55-61, 2000.
16 美和千尋ら．日温気物医誌 65(4): 187-193, 2002.
17 重臣宗伯ら．日救医誌 12(3): 109-120, 2001.
18 小原克彦ら．大和証券ヘルス財団研究業績集 27: 149-153, 2004.
19 道広和美ら．生理心理学と精神生理学 18(3): 205-217, 2000.
20 堀井雅恵ら．日温気物医誌 68(3): 141-149, 2005.
21 岡本和士ら．厚生の指標．39: 34-43, 1992.
22 Minami J et al., Br J Clin Pharmacol 50: 615-620, 2000.
23 ChyatteD et al., J Neurosurg 81(4): 525-530, 1994.
24 Katoh H et al., J Natr Def Med Coll 28(3): 86-92, 2003.
25 Amiya S et al., J Cardiol 54: 231-237, 2009
26 大重賢治ら．健康管理事業団研究助成論文集 XX II :21-27, 2006.
27 Abarca JF et al., J Am Acad Dermatol 46(2): 193-199,2002.
28 Young AR, Br J Clin Pract Suppl 89: 10-15, 1997.
29 Yamaguchi Net al., J Epidemiol 9(6 suppl): S1-4, 1999.
30 安藤満．日本衛生学雑誌 45(5)：947-953, 1990.
31 Ambach W et al., Experientia 49(9): 747-753, 1993.
32 竹之内辰也．県立がんセンター新潟病院医誌　42(2): 1-5, 2003.
33 Sliney DH, JPhotochem Photobiol 31(1-2): 69-77, 1995.
34 Robbins L. Headache 34:214-216, 1994.

35 Larmande P et al., Rev Neurol (Paris) 152:38-43, 1996.
36 Cooke LJ et al., Neurology 54:302-307, 2000.
37 Hoppe P et al., Dtsch Med Wochenschr 127:15-20, 2001.
38 Ierusalimschy R et al., Arq Neuropsiquiatr 60:609-13, 2002.
39 大和田潔．治療 95: 1910-1914, 2013.
40 梶本修身ら．日本未病システム学会雑誌 18:14-24, 2012.
41 Satomura K et al., Am J Prev Med 29: 302-307, 2005.
42 奥田克爾．老年歯学 24: 85-90, 2009.
43 出村慎一ら．日本生理人類学会誌 7(4): 171-182, 2002.
44 東京都福祉保健局．花粉症患者実態調査報告書．平成 19 年 9 月参照
45 小林弘幸．なぜ、「これ」は健康にいいのか？サンマーク出版、東京、pp33、2011.
46 間遠一成ら．臨床外科 63:1267-1269, 2008.
47 境雄太ら．外科 73:291-295, 2011.
48 和田貴子．治療 77: 417-422, 1995.
49 藤井千穂ら．循環制御 5:77-87, 1984.
50 菊池博達．医学のあゆみ 150:80, 1989.
51 和田貴子ら．総合臨牀 42 増刊号 :793-798, 1993.
52 川島隆太．高次機能ブレインイメージング．医学書院，東京，2002.
53 川島隆太．遺伝 58(3): 83-87, 2004.

福永 篤志（ふくなが あつし）

国家公務員共済組合連合会 立川病院 脳神経外科医長
医学博士、脳神経外科専門医、脳卒中専門医、気象予報士、法務博士

1992年、慶應義塾大学医学部卒業。慶應義塾大学医学部外科学教室入局後、平塚市民病院、大田原赤十字病院、済生会神奈川県病院で脳神経外科臨床医として勤務。その後、慶應義塾大学医学部脳神経外科臨床助手および医学部研究員として、高次脳機能に関する研究を行う。2007年、大東文化大学法科大学院（ロースクール）卒業。2010年から現職。
主な著書に、『トラブルに巻き込まれないための医事法の知識』（医学書院）がある。

**その症状は
天気のせいかもしれません**
医師が教える気象病予防

2015年10月30日　第1刷発行
2016年 3 月25日　第2刷発行

著　者　福永 篤志
発行者　戸部慎一郎
発行所　株式会社医道の日本社
〒237-0068
神奈川県横須賀市
追浜本町1-105
TEL 046-865-2161
FAX 046-865-2707

印刷・製本　図書印刷株式会社

Printed in Japan　ISBN 978-4-7529-9024-6

編集協力　大西桃子
イラスト　村山宇希
DTP　小田 静（アイエムプランニング）
デザイン　八十島博明（GRID）
井上大輔（GRID）